"Qui veut trouver la source doit nager contre le courant"
Herman Hesse

Le but de ce livre n'est pas de donner un avis médical ni de remplacer le aitement par un médecin. La décision de vacciner ou non vos enfants ne peut venir que de vous. Nous espérons que les informations données dans cet ouvrage vous aideront à prendre une décision en connaissance de cause.

Le titre original "Vaccine Free "a été publié en 2012
Copyright © 2013 Andreas Bachmair
www.vaccineinjury.info
Tous droits réservés
ISBN: 978-1482732535

Andreas Bachmair
Traduction et adaptation française Dr Françoise Berthoud

VIVRE SANS VACCINS

Témoignages de familles d'enfants non vaccinés

Illustrations
Alena Ryazanova
(ralena2005@gmail.com)

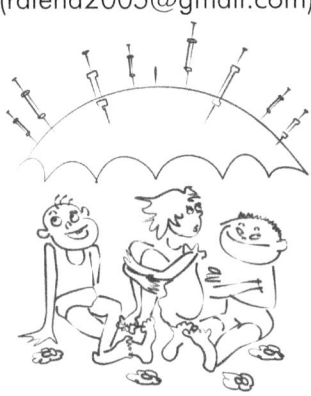

Remerciements

Je désire remercier tous les sympathiques participants du sondage sur la santé des enfants non vaccinés et en particulier les familles qui étaient d'accord de témoigner dans ce livre.

Merci à Alena Ryazanova pour ses magnifiques dessins et pour le plaisir que j'ai eu à travailler avec elle.

Merci au Dr James Bowman d'avoir relu les épreuves et édité le livre ; merci de ses conseils avisés pendant tout le processus.

Merci à Betsy Mayer pour la traduction des témoignages en allemand vers l'anglais et aussi pour la traduction vers l'anglais du site www.impfschaden.info. Sans le site en anglais www.vaccineinjury.info, ce livre n'aurait pas vu le jour.

Merci à Andreas Ruttkamp pour son fidèle soutien technique à mon site et son utilisation de mes idées (parfois créatives).

Merci à Sebastian Lentz pour ses avis et superbes suggestions.

Merci au Dr Sherri Tenpenny pour son soutien tout au long de notre sondage et pour avoir placé plusieurs appels à y participer sur sa page Facebook.

Merci à tous ceux qui m'ont écrit de très beaux courriels de soutien à mon travail et à mes efforts incessants d'amener aux gens la vérité.

Merci au Dr. Françoise Berthoud pour son excellente traduction - adaptation de cet ouvrage.

Et pour terminer, je veux surtout remercier ma famille pour leur amour et le soutien qu'ils m'ont donné dans la création de ce livre.

Table des matières

Préface..xi
Introduction.. 1
Note de la traductrice...5
Témoignages de parents d'enfants
non vaccinés...7
Suisse romande et France...7
Belgique... 23
Etats-Unis.. 39
Canada.. 119
Grande-Bretagne... 137
Australie.. 151
Nouvelle Zélande..159
Norvège.. 163
Islande..165
Pologne.. 167
Hollande... 169
Allemagne... 171
Emirats arabes unis..175
Indonésie.. 177
Inde..179
Annexe..181
Petit Glossaire.. 189
Appréciations d'amis francophones..............................193
Appréciations d'amis anglophones............................... 195
Quelques sites internet en français...............................199

Préface

Dans un lointain passé, on invoquait Saint Sébastien pour être protégé des maladies infectieuses. Le symbole est resté. A peine le nouveau-né est-il arrivé en ce monde qu'il se voit, tel Saint Sébastien, la cible de flèches empoisonnées, ces seringues au contenu redoutable. Une visite chez le pédiatre ne se conçoit pas en effet sans que soit abordé le thème des vaccinations censées apporter une protection à ce petit être que l'on croit exposé à tous les dangers. La nature est pourtant bien faite : en attendant que le nourrisson puisse se défendre par lui-même, le lait de sa mère lui apporte, en sus de la nourriture, les éléments protecteurs dont il a besoin (anticorps notamment), suppléant ainsi ses défenses encore fragiles et incomplètes. Paradoxalement, la vaccination, supposée être une aide, stimule des défenses non encore en place et va perturber un équilibre fragile et contrer les bienfaits de l'allaitement. De plus, elle risque d'établir un état de tolérance qui rendra l'enfant incapable de réagir correctement par la suite contre les microbes dont on voulait le protéger en le vaccinant.

Dans ce livre sont relatés des témoignages illustrant la diversité des pratiques et des exigences vaccinales selon les pays. Naître sous une bonne étoile peut aussi changer le sort de l'enfant: ainsi, naître en France exposait le nourrisson, il y a peu encore, à recevoir plus tard le BCG, ce qui n'a jamais été le cas aux Etats-Unis ou en Hollande. En revanche, hélas, les nouveau-nés reçoivent dans plusieurs pays le vaccin contre l'hépatite B dès les premières heures de vie.

Pour convaincre une mère du danger qu'elle fait courir à son enfant en ne le vaccinant pas, il suffit de jouer sur deux tableaux, la peur et la culpabilité: "les hôpitaux sont pleins d'enfants malades non vaccinés. Si votre enfant tombe malade, ce sera VOTRE faute". Il faut raison garder. Si les conditions de vie matérielle sont correctes (nourriture saine, bonne hygiène de vie), il n'est rien à redouter. Le bon sens des parents assurera la meilleure protection, comme le montrent les témoignages recueillis dans ce livre et comme le confirme l'expérience de sa traductrice Françoise Berthoud.

Michel Georget

Michel Georget, agrégé de Biologie, professeur honoraire des Classes préparatoires aux Grandes écoles biologiques françaises, auteur du livre "Vaccinations, les vérités indésirables" (Editions Dangles, réédition 2012)

Introduction

Une grande controverse entoure les vaccinations depuis leur introduction il y a deux cents ans. Certains pensent que quelques maladies sont très dangereuses et réagissent en voyant les vaccinations comme un moyen sûr de les éviter ou même de les éradiquer, davantage par peur que par connaissance scientifique. Si nous agissons poussés par la peur plutôt qu'en nous basant sur de sérieuses connaissances scientifiques, nos actions seront dirigées par nos émotions, ce qui donnera souvent des résultats négatifs sur la santé future des parents et des enfants.

Si nous basons en revanche nos décisions sur des vérités scientifiques claires, objectives et prouvées, nous ne sommes pas conduits par la peur ou d'autres émotions et les résultats sont souvent plus humains et positifs pour tous. Les scientifiques, médecins et parents qui ont choisi cette approche dans le domaine des vaccinations sont de plus en plus nombreux.

Qui peut contester la science honnête et logique? Un vieux dicton très significatif nous le dit: «cherche à qui le crime profite»…il faut surveiller de près quiconque bénéficie financièrement d'un phénomène culturel ou législatif car des intérêts financiers peuvent modifier de façon sous-jacente des vérités scientifiques prouvées.

Qui tire un bénéfice des vaccinations? Personne d'autre que l'industrie pharmaceutique, ainsi que les politiciens qu'elles peuvent influencer ou acheter par leurs très puissantes ressources financières. Si ce sont les pharmas et les politiciens qui tirent des bénéfices, qui sont les victimes? Ce sont les familles, les enfants et les parents, victimes financières, politiques et biologiques. Ce sont eux qui y perdent et en subissent les dommages.

A Washington DC, capitale des Etats-Unis, 435 membres du

Congrès élus et 100 sénateurs élus ont pour tâche de représenter les intérêts du peuple américain en créant des lois qui protègent les citoyens et défendent leurs droits. Il faut savoir qu'à Washington DC, il y a aussi plus de 1500 «lobbyistes» (des rôdeurs de couloirs) payés par les industries pharmaceutiques qui tentent chaque jour d'influencer les politiciens afin qu'ils fassent accepter des lois favorables aux profits de ces compagnies, ceci au dépens du bien être et parfois même de la vie des citoyens américains. Incroyable! Trois lobbyistes payés pour chaque élu officiel à Washington. C'est bien pour cela que la route est barrée à quiconque penserait autrement. Si vous ne vaccinez pas vos enfants, votre pédiatre peut refuser de les suivre ou il ou elle peut vous signaler au Ministère de la Santé comme un parent négligent ou abusif envers vos enfants parce que vous ne les vaccinez pas.

C'est le DHHS (Département Santé et Humanité) qui régit ces cas et menace souvent les parents refusant les vaccins de procès, punitions, amendes et même parfois perte de la garde des enfants pour non obéissance aux recommandations des industries pharmaceutiques et des médecins qui les représentent et les défendent.

Qui contrôle les soins de santé, leur législation, les études de médecine, la recherche et l'éducation? Les pharmas. Ce sont eux qui contrôlent les lois, l'éducation des médecins et des infirmières et toute la recherche médicale. C'est ainsi qu'au lieu d'une situation objective où les gens peuvent conduire leurs propres recherches et prendre des décisions basées sur des faits, ces droits leur sont retirés avec menaces de punitions, amendes ou même de perdre leur enfant parce qu'ils osent défier un système de santé qui exige des parents d'exposer leurs enfants à des douzaines de substances toxiques dont l'efficacité est niée par la science et parfois tuent nos enfants ou les endommagent gravement.

Les êtres humains naissent avec un système de protection, le système de défense immunologique dont le rôle est d'identifier et de neutraliser les éléments pathogènes qui peuvent attaquer le corps, bactéries, virus ou parasites. De plus, notre peau est une barrière physique et chimique qui nous protège des envahisseurs grâce à des éléments chimiques et des huiles. Si les germes pénètrent notre corps, le système de défense immunologique mobilise une impressionnante chaîne de réactions qui neutralisent le danger de façon efficace. La logique voudrait que nous utilisions ce système de défense qui a évolué depuis des millions d'années en cherchant des manières sures et efficaces de le soutenir et le fortifier lorsque c'est nécessaire plutôt que de travailler contre lui, ce système merveilleux et compétent, en injectant des substances toxiques basées sur les découvertes d'une petite centaine d'années où l'industrie pharmaceutique a contrôlé la politique.

Aux Etats-Unis, il existe dans chaque Etat des formulaires d'exemption vaccinale que peuvent remplir les parents. La loi reconnait des exemptions pour raisons personnelles (philosophiques), médicales et religieuses et les parents ont un droit légal de refuser que quiconque les pousse à vacciner. Cependant, beaucoup de parents ne connaissent pas ces droits, ou bien sont effrayés ou intimidés par les efforts extrêmement agressifs des autorités sanitaires.

Au-delà de «Cherche à qui le crime profite» il y a le problème très pointu de la VERITE. C'est ce que craignent le plus les Pharmas et tous ceux qu'ils contrôlent (médias, politiciens, législateurs, médecins, infirmières, travailleurs sociaux): ils ont peur que vous sachiez la vérité!

S'ils vous gardent dans l'ignorance et la peur, ils vous contrôlent entièrement et vous ne pouvez que croire à leur philosophie mensongère et contraire à la réalité au lieu de penser par vous-mêmes, faire vos recherches indépendantes et apprendre ainsi que les vaccins sont inutiles et dangereux.

Que vous choisissiez de vacciner devrait être la conclusion d'une décision personnelle. Ce sujet est complexe, il n'y a pas de réponses faciles «tout noir ou tout blanc», chaque parent doit prendre une décision bien fondée, mais Dieu vous a donné ces enfants à protéger, ce n'est pas seulement votre droit, mais votre responsabilité sacrée de les protéger de tout danger potentiel.

C'est pourquoi c'est l'amour et la protection de vos enfants qui sera le critère déterminant. Si vous étudiez le sujet à fond, vous trouverez des sources d'information scientifique solides et crédibles sur la biologie de la santé des enfants. Vous serez alors mieux armés pour exercer vos droits en tant que parents, votre priorité étant la santé et le bien-être de ces êtres dont Dieu vous a donné la charge.

Dans ce livre basé sur ma recherche avec plus de 15 800 participants du monde entier, vous trouverez les témoignages de familles qui ont étudié avec soin et longuement ces sujets par amour pour leurs enfants. S'il existait des preuves scientifiques que les vaccins sont surs et efficaces il n'y aurait pas de débat, pas de discussion, pas de controverse. Le fait que ce large débat existe est la preuve même que le discours de l'industrie pharmaceutique est très suspect et indigne de confiance, et que chaque parent doit chercher sa réponse.

Vous trouverez dans ce livre des opinions diverses au sujet des enfants et des vaccins ; je voulais présenter un large éventail de vues et d'opinions pour qu'on puisse juger de plusieurs faces du problème. Les histoires sont telles que les familles les ont racontées, il n'y a pas eu modification éditoriale. Je voulais préserver la pureté du message de chaque famille.

Chacun de nous est unique, comme le sont nos empreintes digitales et notre AND et je voulais que chaque histoire unique parle d'elle-même. J'espère sincèrement qu'en lisant cet ouvrage vous réfléchirez sur votre rôle de parent-protecteur de vos enfants, que vous étudierez la question à fond, en mettant toujours au premier plan la santé et le bien être de vos enfants.

Je suis aussi père de famille et nous avons beaucoup discuté, fait des recherches exhaustives et posé des questions difficiles, toujours dans le but de chercher la vérité et de ne causer aucun mal à notre famille. Je vous souhaite une expérience comparable à la nôtre et vous remercie.

Andreas Bachmair,
Homéopathe et naturopathe de famille,
Suisse

Note de la traductrice

Juste au moment où sortait chez Jouvence la deuxième édition de mon petit livre «La bonne santé des enfants non vaccinés», je reçus l'ouvrage d'Andreas et sentis l'urgence de le traduire en français. Je ne regrette pas cette aventure.

A chaque page, vous trouverez «bonne santé», «parfaite santé», «excellente santé». Je ne me suis pas lassée de cette répétition de bonnes nouvelles. Noël aussi revient le même chaque année et qui s'en plaindrait? Les cerisiers fleurissent chaque printemps et c'est toujours aussi magique…

Et puis, c'est un voyage autour du monde, guidé par des parents qui nous deviennent vite tous sympathiques. En plus des styles de vie sains et non médicalisés qu'ils nous décrivent, on peut sentir entre les lignes l'harmonie qu'ils font régner autour de leurs enfants, dans la gratitude, la beauté, l'amour et l'humour.

Dans notre monde stressé, en plus des problèmes vaccinaux au niveau de leur corps physique ou mental, les enfants sur-vaccinés sont souvent privés de ces conditions émotionnelles.

Nous avons en quelques semaines réuni une vingtaine de témoignages francophones qui chantent le même refrain. J'ai été très heureuse de retrouver parmi eux quelques-uns des anciens clients de mon cabinet de pédiatre homéopathe dans la campagne genevoise.

Certains disent que l'océan d'ondes magnétiques qui nous submerge est plus dangereux encore pour la santé globale des enfants de ce siècle que la multiplication des vaccinations. Il est vrai que la surabondance d'écrans, micro-ondes, téléphones portables et jeux vidéo dans la vie de beaucoup de familles d'aujourd'hui est extrêmement inquiétante.

En attendant plus d'études sur le sujet – qui se heurtent à d'énormes forces financières, comme pour les vaccinations - répandons la bonne nouvelle portée par cet ouvrage:

OUI, LES ENFANTS NON VACCCINES SONT VRAIMENT EN BONNE SANTE!

Dr Françoise Berthoud

Médecin, pédiatre, homéopathe, auteure de plusieurs livres sur les vaccinations et les abus de prescriptions psychiatriques pour les troubles du comportement de l'enfant.

Suisse romande et France

«Ma fille Anaé, quatre ans et demi, n'a pas été vaccinée, santé éclatante, plein d'énergie, n'a jamais été malade, à part quelques petits rhumes ou épisodes de toux, attrapés en général à la crèche, dont elle se débarrasse en moins de 48h.»

Georges, Genève

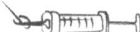

«En juillet 1998 est né mon premier fils. Son début de vie fut un peu mouvementé car il a dû être opéré d'un reflux urinaire à environ deux mois. Heureusement tout s'est bien passé, même si ce fut une période un peu difficile.

Bien sûr, à l'hôpital déjà, la question des vaccins s'est posée. Il fallait aller voir le pédiatre tous les mois, et suivre le calendrier vaccinal.

Depuis quelques années, je me soignais par les médecines naturelles et j'avais fait drainer mes vaccins (pas très nombreux à l'époque) par un homéopathe. Mais, là, il ne s'agissait plus de moi, mais d'un être dont j'avais la responsabilité et dont je devais prendre soin...et cela changeait pas mal de choses...En plus, le père était plutôt en faveur des vaccins.

J'ai trouvé une pédiatre homéopathe qui organisait des réunions de parents où l'on pouvait s'informer sur les vaccinations avec plus d'objectivité et surtout moins de peur que dans le discours médical habituel. J'ai aussi lu plusieurs livres sur le sujet et assisté à des conférences afin de me faire ma propre opinion, jusqu'à ce que cela devienne une conviction. L'ignorance laissant place à la peur, il faut s'informer le plus possible!

Pour éviter la pression constante au sujet des vaccins, j'allais voir le moins possible le pédiatre, faisais peser mon bébé au Centre Social par les infirmières et suivais les conseils d'une naturopathe et diététicienne pour enfant.

Pour la crèche et l'école, j'ai eu quelques courriers du médecin cantonal genevois me demandant si j'avais bien réfléchi, si je n'étais pas sous influence de quelqu'un. Après quelques lettres de réponses, il ne m'a plus écrit. Quant aux centres aérés et autres camps, j'ai toujours indiqué que mon fils n'était pas vacciné, et cela n'a pas posé de problème. En 2012, il avait alors quatorze ans, il a participé à un camp de foot en France et a même été accepté sans vaccins!

A l'école primaire, j'ai été convoquée comme tous les parents aux consultations de l'infirmière scolaire, avec bien sur le fameux carnet de vaccination...qui était vide. Au début de l'entretien, je sentais bien que cela dérangeait, mais au fur et à mesure que la conversation se poursuivait et que l'infirmière voyait que mes réponses étaient sensées et claires et surtout que j'étais en accord avec mes choix, l'atmosphère se détendait. A la fin, l'infirmière m'a même confié que sa sœur, infirmière également n'avait pas vacciné ses enfants!

Mon fils va avoir quinze ans. Il se porte très bien. Il a eu un seul vaccin en 2011 car il s'est ouvert la paume de la main assez profondément pour devoir être opéré, et en arrivant aux urgences j'ai accepté celui contre le tétanos. Il voyage régulièrement au Maroc, dont son père est originaire. Dernièrement, il m'a dit qu'il était content de ne pas avoir été vacciné (même si, plus petit, cela lui a valu quelques moqueries de la part d'autres enfants).»

Sylvie, Genève

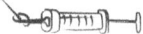

«Ma fille a 3 ans et j'ai fait le choix de ne pas la vacciner. Depuis sa naissance je la soigne avec des remèdes naturels et à chaque fois avec grand succès!!! Elle n'a jamais été malade comme les autres enfants sur-vaccinés et malades pendant plusieurs mois tous les hivers ! Sans oublier ceux qui ont des séquelles graves. Jamais une seule otite, jamais un mal de gorge en trois ans! Elle a eu une bronchiolite à trois mois et avec mes bons soins j'ai soigné ma fille en une semaine sans qu'elle ne connaisse aucune complication d'aucune sorte. En hiver ça peut lui arriver d'avoir un rhume et cela ne va jamais plus loin grâce aux remèdes naturels et non pas grâce aux vaccins!! Pour moi il n'y pas l'ombre d'un doute: c'est le choix que chacun devrait faire pour soi et ses enfants!!! Informez-vous sur la composition des vaccins et ensuite soyez sincère avec vous-mêmes. Croyez-vous réellement que ces cocktails puissent vous garder en santé ? C 'est une question de bon sens, pas besoin de faire les études de médecine pour comprendre la vérité!

Merci de publier mon témoignage.»

A.K.Genève

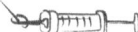

«Ma Bizulette n'aurait reçu que le vaccin du tétanos si le pédiatre avait été honnête. Elle avait onze mois lorsque son père et moi flippions à chaque fois qu'elle touchait quoi que ce soit ressemblant de près ou de loin à du métal rouillé, comme si le tétanos allait lui rentrer par les pores de la peau... A force d'entendre que le tétanos s'attrapait très facilement et n'importe où...d'un commun accord nous avons décidé qu'il valait mieux la faire vacciner afin que nous, parents, arrêtions d'angoisser à côté d'elle.

Le pédiatre lui a administré un vaccin diphtérie-tétanos en m'affirmant que seul le tétanos était contenu dans l'injection. Au rendez-vous suivant, j'ai questionné son employée qui m'a répondu que toutes les doses destinées aux enfants contenaient les deux maladies. (Oui, j'ai changé de pédiatre). Ma Bizulette a une très bonne santé. De rares otites, quelques rhumes, une varicelle qu'elle a très bien combattue. Elle n'a pas attrapé la rougeole de sa cousine, ni la coqueluche des voisins.

Parenthèse sur la coqueluche des voisins : deux mamans ayant chacune deux enfants gardaient ensemble deux et deux enfants. Tous habitent nos deux immeubles. Les quatre premiers enfants étaient vaccinés, les quatre autres ne l'étaient pas et les huit ont attrapé la coqueluche. Sur les cinq enfants du même âge de cet immeuble qui ne l'ont pas attrapée, quatre étaient vaccinés et une (ma fille) ne l'était pas.

Deuxième parenthèse sur la coqueluche. Mon neveu avait un an et demi lorsque ses parents l'ont emmené à l'hôpital pédiatrique. Les médecins n'ont pas réussi à faire un diagnostic, ils ont bien pensé à la coqueluche mais ont écarté l'hypothèse sous prétexte que l'enfant était vacciné. Ma sœur s'est alors adressé à un homéopathe qui a diagnostiqué la coqueluche et a soigné mon neveu en conséquence. Elle a ensuite contacté les médecins de l'hôpital pédiatrique pour les en informer et s'est entendu dire que c'était impossible!!! Voilà un enfant qui n'entrera pas dans les statistiques et voilà une équipe médicale qui restera dans l'ignorance.

Revenons à ma fille, dont l'absence de vaccinations n'a jamais posé de problème jusqu'à ses dix ans, lorsque son père (dont j'étais séparée) a débuté sa relation de couple avec une femme médecin. Avec les arguments appris lors de sa formation, elle a convaincu le papa que notre fille courait un danger. Je lui ai prêté ma littérature sur le sujet et conseillé le livre de Michel Georget. Au bout de quelques semaines de débats, le papa a accepté que la plupart des vaccins étaient inutiles, tout en pensant que d'autres étaient indispensables, tels le tétanos, la polio et la rougeole.

Nous sommes restés sur ce désaccord. Le père m'a alors signifié que s'il devait partir dans un pays à risques, il n'emmènerait pas notre enfant et nous sommes tous tombés d'accord là-dessus. Notre fille est très fière de n'avoir pas été polluée par les substances chimiques. A l'école, elle a refusé le vaccin de l'hépatite B et celui du papillomavirus, mais elle ne veut pas militer pour la cause. Elle a été témoin de plusieurs conversations sur le sujet: d'anciennes pharmaciennes qui ont changé de métier parce qu'elles étaient scandalisées par l'attitude des laboratoires pharmaceutiques; des personnes ayant opté pour les médecines douces ou énergétiques, dont une de mes amies qui, en tant qu'infirmière défendait les vaccins jusqu'à ce qu'elle se fasse soigner par un guérisseur. Une parenthèse sur le choix difficile de cette amie, marraine de ma fille, qui lors d'une chute s'est enfoncé un morceau de métal dans la cuisse. D'un côté ses connaissances médicales sur le tétanos, de l'autre, les connaissances récemment acquises sur les méfaits des vaccins. Elle a décidé, malgré ses peurs, de s'en tenir aux soins d'usage (désinfectants et autres) et aucun tétanos ne s'est développé. Par ailleurs, cette amie m'a confié être fière d'annoncer que sa filleule n'ait subit «presque» aucun vaccin.

Ma Bizulette a bientôt dix neuf ans et ne sait pas si elle vaccinera ses enfants (elle pense que non) mais elle se renseignera en temps voulu.»

Ariane, Genève.

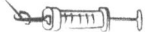

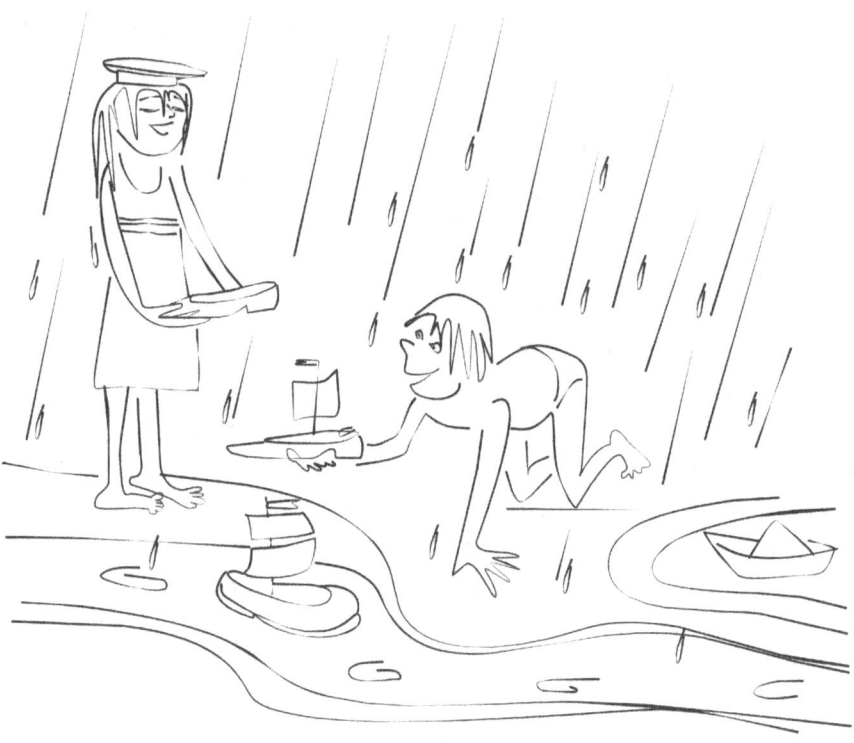

«Mes deux enfants sont nés à la maison et je les ai allaités plus de trois ans chacun. Ils ont joué dehors tous les jours, même sous la pluie et la neige, en s'éveillant dans la montagne, au bord des rivières, dans la forêt et les prés, la plupart du temps tout nus, mangeant fruits et légumes crus, graines germées et noix, dattes et miel. Aucun vaccin dans leur vie. Nous avions une petite école Montessori, où mes enfants ont passé chacun quatre ans. A l'école, la varicelle est venue faire un tour, ma fille avait 5 ans et demi; son corps a géré la maladie en trois jours, sans souffrance. Mon fils Jeremy, qui avait 2 ans, a fait la varicelle en deux jours ! C'était la première fois qu'ils étaient malades...Aujourd'hui, ils ont 16 et 12 ans, ils n'ont jamais été vaccinés et eux mêmes continuent à refuser les vaccins, malgré les nombreuses sollicitations à l'école! Ma fille fait quelques rhumes et son frère fait ses grippes en 12 ou 24 heures, avec des fièvres qui montent jusqu'à 40°C. Il boit et dort...puis se relève guérit et déclare: «Mam, je vais à l'école!» Le système immunitaire de mes enfants est resté intact et très performant.

Personnellement j'ai eu mes derniers vaccins il y a 30 ans. Je travaillais alors à l'hôpital et j'avais dû accepter le vaccin contre l'hépatite.

Bref, nous sommes tous les trois en très bonne santé, sans vaccins et sans médicaments...

Dans ma petite armoire médicale il y a vitamine C, gingembre, citron et miel.»

Annick, Genève et Haute-Savoie

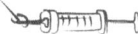

«Ma fille Maeva (23 ans) a été vaccinée contre le tétanos lorsqu'elle avait environ 1 an.

Elle n'avait pas apprécié le "moustique" sur le coup, mais n'a pas souffert de conséquences.

Elle a eu un rappel de ce vaccin vers sept ans, avant de partir pour l'Afrique et un autre vers dix sept ans, avant de partir pour un camp caritatif au Pérou, c'est tout.

Elle n'a eu aucune des maladies infantiles (j'avoue que ça m'effraie un peu: il parait que lorsque l'on attrape ces maladies en étant adulte, c'est plus douloureux).

Elle jouit d'une bonne santé générale. De toute sa vie, elle n'a pris des antibiotiques que pour lutter contre l'acné juvénile et lors d'extraction de dents de sagesse. Elle ne souffre d'aucune allergie.

Finalement, le plus dur pour moi, lorsque j'ai choisi de ne pas vacciner Maeva, a été d'être rejetée par ma famille, accusée de mettre la vie de ma fille en danger et menacée de la perdre. Grâce à ma pédiatre homéopathe, j'ai très bien assumé notre choix et je lui dois une totale reconnaissance.»

Yvette (Suisse et France)

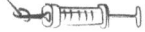

«Y. est né en 1977 et a été vacciné à la naissance avec le BCG sous prétexte que j'étais laborantine en microbiologie. Forte réaction: une boule dans l'aine qui est restée plusieurs semaines. Suppression de l'allaitement qui se passait bien sous prétexte qu'il fallait lui donner des fruits et légumes à six semaines en le forçant à l'aide d'un biberon et de la viande à trois mois!!! A cet âge, vaccin DI TE PER, POLIO forte réaction, eczéma atopique sur le visage, les bras et derrière les genoux. Nous avons changé de médecin et l'homéopathe que nous avons choisi et qui est devenu un ami a drainé les vaccins sans succès. C'est en supprimant la viande de son alimentation et de la nôtre par la même occasion que son eczéma a totalement disparu et en remangeant de la viande occasionnellement à l'adolescence, l'eczéma n'est pas réapparu.

L, 1978 et A, 1980, les enfants qui ont suivi n'ont eu que le vaccin contre la polio à cinq et trois ans avant des vacances dans les Pouilles. Notre médecin avait contracté la polio pendant ses études de médecine et avait pu en stopper l'évolution grâce à une injection de chlorure de magnésium. Il trouvait que la dangerosité de ce vaccin oral était moindre par rapport au risque de fatigue, due au voyage et changements alimentaires et d'eau contaminée dans une région où l'eau du robinet était "nettoyée" par les anguilles. Il a également "vacciné" les carnets afin de nous éviter des problèmes juridiques. Nous avions le choix à l'époque soit d'être honnête et d'affronter l'éviction scolaire et les tribunaux, soit de mentir et de protéger ainsi nos enfants. Vu la première expérience, notre choix était fait.

L et A ont eu la coqueluche et en quinze jours tout c'est bien passé. Grâce à leur belle énergie vitale et leur alimentation bio et végétarienne, en plus de l'homéopathie, je ne me suis levée que deux fois la nuit pour les rassurer. Les trois ont fait varicelle, rougeole, rubéole et même oreillons et là j'étais comme eux avec une cagoule et un cataplasme de chou ou d'argile et nos granulés. L et A se sont toujours bien portés et n'ont pas connu les antibiotiques, par contre Y a eu souvent les ganglions enflammés et s'est rapidement plaint de douleurs de ventre (c'est du reste le seul de mes enfants qui a fait une gastro à 3 ans), surtout lorsque divorcée j'ai quitté les garçons et le papa et suis partie vivre à deux km de chez eux avec ma fille. Même si le divorce s'est fait à l'amiable et l'entente était très bonne, je pense que l'aîné a vécu ces changements de manière cérébrale et abdominale. Par la suite il a commencé des études, mal mangé, bu et fumé et s'est retrouvé, à 18 ans avec des hémorroïdes, opérées quelques années plus tard. Les problèmes ont persisté et c'est un Crohn qu'il a développé. Il a suivi mes conseils (réflexologie, aromathérapie et nutrition) et en tant que thérapeute j'ai eu la chance d'être bien coachée par mes profs. Il a pu stopper le traitement pendant deux ans mais, par la suite, a laissé tomber les conseils et il est actuellement à 36 ans soigné par allopathie.

Puis je me suis remariée et j'ai eu M. en 92 et P. 95. Mon deuxième mari était plus frileux quand à la nage à contre-courant et nos enfants n'ont eu que le DI TE et polio mais à un âge avancé, après un allaitement de deux ans pour M. et un an pour P.

M. n'a fait qu'une coqueluche larvée mais malheureusement ni M. ni P. n'ont eu la chance de faire la rougeole ou la rubéole et ce n'est pas faute d'avoir essayé. M. était à l'Ecole Steiner l'année où la plupart de ses copains ont eu la rougeole ce qui a engendré une grande polémique dans la région. Elle était pourtant de la fête lorsque la contamination a eu lieu. Malgré les bisous, les verres échangés, elle n'a rien eu. Plusieurs de ses copains se sont retrouvés à l'hôpital, ce qui m'a fait un peu sourire!!! Par contre ce serait intéressant de lui doser ses anticorps car pendant une journée elle a toussé, a eu un peu de fièvre et ses yeux ne supportaient pas la lumière, mais seulement pendant quelques heures…Peut-être par mimétisme! Mes deux derniers n'ont connu que deux fois les antibiotiques et ont actuellement 20 et 18 ans. Je n'ai pas connu les infections ORL, les toux et rhumes à répétition et suis convaincue que la nature et le naturel ont fortifié mes enfants.

En observant les enfants de ce nouveau millénaire je regrette la diminution, voire la disparition des maladies infantiles et la montée en flèche des infections ORL, des gastro-entérites à répétition, signe d'une flore intestinale perturbée.»

Maud, Suisse

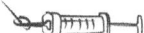

«Je lis aussi beaucoup sur le sujet des vaccins car mes jumeaux de 14 mois ne sont pas vaccinés. La pression du pédiatre et de l'entourage est forte et ce n'est pas toujours facile de résister. D'ailleurs, et à ma grande surprise quand même, le fait d'être deux mamans ne pose aucun problème et nous pouvons en parler très librement (ce qui suscite souvent de l'intérêt et même de l'admiration!). Par contre, le sujet des vaccins fâche! Je me suis déjà fait traiter d'irresponsable et d'inconsciente et les gens deviennent vite agressifs! Chez les médecins (heureusement pas tous) on joue sur la corde sensible de la peur (...c'est juste une petite toux, rien de grave, mais attention si les symptômes s'aggravent, vu qu'ils ne sont pas vaccinés contre la coqueluche...)

Bref, je n'aurais jamais imaginé que les vaccins puissent déchaîner autant de passions...»

Noémie, Suisse

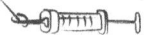

«Lorsque j'ai commencé à exercer ma vie de sage-femme dans de petites maternités, les familles devenaient fréquemment des amies et j'ai eu le privilège de voir ces enfants grandir: tous ces bébés ou ces jeunes enfants en bonne santé, dès lors qu'ils recevaient des vaccins, voyaient flamber leur eczéma, ou commençaient des séries de rhino-pharyngites, d'otites, de chandelles vertes à répétitions, de colères incompréhensibles ou d'humeurs grincheuses. Leur terrain, disaient les homéopathes (qui dérangent) du canton de Vaud, avait changé et ils recommandaient sagement de ne plus les vacciner.

J'ai aussi remarqué que le pain et le fromage aux goûters et aux repas du soir sollicitaient beaucoup les émonctoires de ces enfants.

Plus tard, j'ai eu l'immense chagrin de connaître la mort d'une petite fille de dix mois, parfaitement bien née à la maison avec moi, en pleine santé, croquant la vie et la pomme à belles dents la veille de son décès lorsque j'avais rendu visite à la famille. Seul indice de cette mort inexpliquée: elle avait été récemment vaccinée contre le tétanos.

Combien de mères se battaient, se battent encore pour ne pas vacciner leurs enfants. Elles venaient et viennent encore me demander comment faire pour être crédible devant les maris, la belle-famille, pour entrer à la crèche, à l'école, pour que leur grande fille puisse entrer dans une école de sages-femmes ou d'infirmières ou leur fils à l'école de recrue s'ils ne possèdent un carnet criblé de tampons soit disant obligatoires. Qui est troublé par le fait que tous ces vaccins fassent basculer l'immunité dans les chaussettes?

J'ai vu mon propre fils, jamais vacciné, faire ses maladies d'enfance sans soucis, particulièrement de beaux oreillons, une varicelle modérée et une vraie rougeole. Nous avions rencontré par bonheur une pédiatre intelligente! Sinon, il n'a jamais vu de médecin. Ces maladies lui ont permis de grandir et de mûrir. Plus tard, un médecin lui a remis une documentation pour prendre lui-même la bonne décision lorsque la prof du lycée lui fichait la trouille avec l'hépatite B, comme quoi il faisait partie des gens à risques, comme adolescent, s'il déposait un baiser sur la bouche de son amoureuse! A dix sept ans, pour pouvoir partir au Kilimandjaro avec son père, il a reçu le vaccin contre la fièvre jaune...une énorme fièvre l'avait presque obligé à annuler son voyage et un herpès magistral lui avait éclaté sur le nez, qui a réapparu régulièrement par la suite.

Plus tard, sous l'influence de son entourage, il s'est laissé vacciner pour partir en mission humanitaire au Népal. A la deuxième injection, alors qu'il aurait dû en recevoir trois pour cette encéphalite japonaise, sa réaction fut très violente et les suites affligeantes : son nez n'a cessé de couler comme une fontaine pendant deux ans jusqu'à ce qu'une pharmacienne avisée réussisse à dénicher le drainage isopathique de ce vaccin peu pratiqué chez nous. Heureusement, son ADN n'avait pas subi de modification durant son enfance!»

Anny, sage-femme, Suisse et France

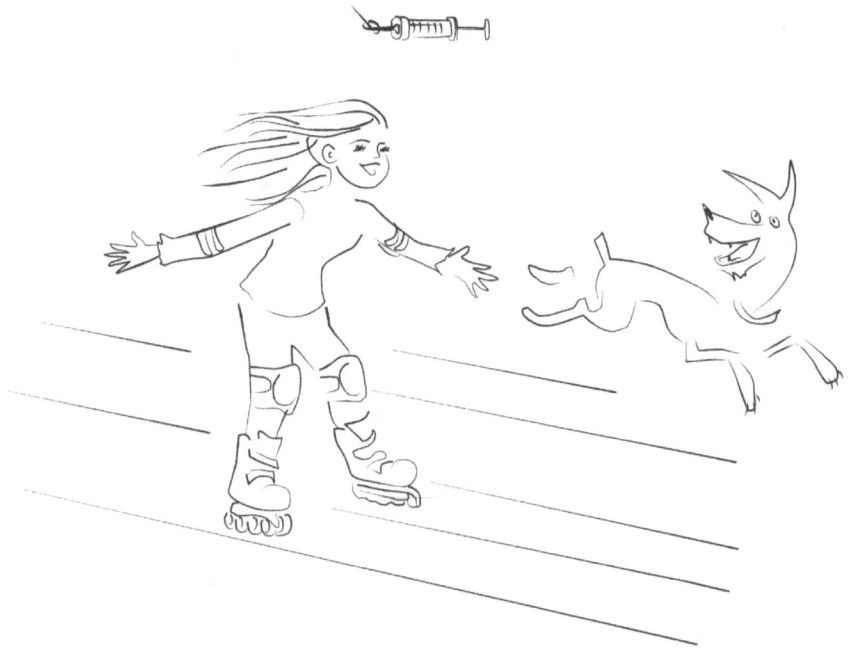

«Ma fille de dix ans, a eu petite le vaccin contre la polio, car née au Mexique, on me l'a recommandé fortement!! Suite à une morsure d'un coati, elle a été vaccinée contre le tétanos et la rage. Mais à part cela elle n'a aucun autre vaccin et est en super santé!! Je n'ai ni médecin traitant, ni pédiatre attitré, car je n'y vais jamais. Je suis une pro-anti-vaccin, je trouve terrible d'empoisonner nos enfants de la sorte. La plupart de mes amies ont vacciné leurs enfants, et tous ont été méchamment malade, otite à répétition pour l'un, asthme pour l'autre, et j'en passe! C'est une lutte de garder ses enfants en bonne santé (sans vaccins) sans se faire lapider sur la place publique! L'été passé, on a voulu nous vacciner, ma fille et moi, car nous partions en Thaïlande. Mais comme rien n'était obligatoire, j'ai pu éviter tout ça! Ouf!! Et le voyage s'est très bien passé. Même en se baignant dans de l'eau sale, dans un lac avec des éléphants qui font leurs besoins dedans. Pour certains pays, je sais qu'il y a des vaccins obligatoires ... il faut juste éviter ces pays! Merci pour votre travail, et j'espère qu'un jour viendra, où comme dans le film de Coline Serreau, "La Belle Verte", tous ceux qui ont fait du mal à l'humanité seront jugés (médecins, avocats, juges, etc ...).»

France, en Franche-Comté

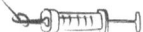

«Professeure agrégée de Biologie débutant ma carrière en 1962 et bien conformée par la Faculté, je me suis fait vacciner volontairement (et pour donner le bon exemple!) par le tout nouveau vaccin antipolio - celui-là même qui fut reconnu, plus tard, comme étant contaminé par le virus SV40, cet oncogène maintenant incorporé dans notre ADN. C'est dire que je n'étais pas «anti-vaccin»!

Mon mari, qui avait fait un début de carrière dans la Marine Nationale, a, de lui-même, réclamé tous ses rappels vaccinaux avant de la quitter. C'est dire qu'il n'était pas, non plus, «antivaccin».

Notre premier enfant, une fille, fut naturellement vaccinée par le premier vaccin à l'âge voulu, c'était celui de la variole qui fut supprimé par la suite....

Nous étions bien dans les rails, quant, à la suite de deux accidents bénins de notre fille (âgée de plus d'un an alors) elle se vit recommander, à quinze jours d'intervalle, un antibiotique (blessure par une dent dans la bouche, suite à une chute), puis des sulfamides (suite à des dérangements intestinaux).

Cela nous sembla excessif pour un si petit être et je me demandais combien de médicaments elle ingurgiterait au cours de sa vie, après ce démarrage.

Nous changeâmes alors de médecin pour passer à l'homéopathie.

Toujours très naturellement, quand l'âge en fut venu, je «réclamais» le B.C.G!....

Quel ne fut pas mon étonnement quand j'entendis le médecin me proposer une contre-indication temporaire car elle avait un tempérament «tuberculinique»...

Nous nous intéressâmes à l'homéopathie, aux vaccins ... et à ma grande surprise, je constatai que, moi qui enseignais les vaccins à mes élèves, je n'y connaissais rien!!!

Nous avons approfondi le problème et, depuis, évité toute vaccination à notre fille. Maintenant adulte, c'est elle qui prend ses décisions.

Non-vaccinée (sauf contre la variole!), soignée par homéopathie, notre fille jouit d'une excellente santé. Elle a participé à des compétitions de gymnastique dans lesquelles elle a remporté médaille et coupe. Adulte, elle reste très sportive.

Je ne suis pas «anti-vaccin», je suis dans le «doute» (et dans le doute «abstiens-toi!») car je regrette de ne JAMAIS avoir de population «TEMOIN» comme on me l'a enseigné en Faculté, lorsque l'on veut soumettre une hypothèse à une expérience. Les populations témoins que l'on nous propose, sont toujours des faux-témoins puisqu'ils reçoivent «quelque chose».

La grand-mère maternelle a été très perturbée par notre décision et inquiète pour sa petite-fille. Le côté paternel a très bien accepté car, proche de la nature, ils lui font naturellement confiance quand on suit ses lois.

Pour le second enfant, un fils, le parcours fut plus facile: nous savions ce que nous voulions.

Le papa ayant du vitiligo, le grand-père faisant du psoriasis et le bébé ayant un eczéma rétro-auriculaire à la naissance, j'ai beaucoup utilisé ces problèmes pour retarder le plus possible les vaccinations et cela a suffit jusqu'à l'armée où, par un concours de circonstances qui m'échappe, notre fils contestant les vaccinations s'est vu déléguer à un organe supérieur de l'OTAN. Il y a déclaré avoir eu des contre-indications jusqu'alors et que s'ils le vaccinaient quand même, c'était sous leur seule responsabilité. Cela a suffi pour les convaincre de ne pas insister. Sa santé est excellente jusqu'à ce jour. Adulte, il prend ses décisions seul maintenant.»

Olcine, France

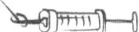

«A la naissance de notre fille, nous étions partis pour la faire vacciner, ignorants que nous étions...et vint le temps où nous devions faire les vaccins de bébé, à deux mois comme recommandé. Notre médecin nous avait fait la prescription (prevenar 13 et Infanrix Hexa) et nous étions prêts à les prendre à la pharmacie quand une pensée me traversa l'esprit et j'ai eu envie de demander son avis à la sage-femme avec qui j'avais fait les cours de préparation à l'accouchement.

Sa réponse fut assez mystérieuse... elle me répondit qu'elle ne saurait décider à notre place, mais que, pour info, elle n'avait pas fait ces vaccins à ses enfants. Cette réaction m'a intriguée, et j'ai commencé mes recherches pour tomber, entre autres, sur le blog d'Expovaccins. Ce que j'y ai lu m'a fait tomber des nues... notre médecin nous avait fait une prescription sans aucun commentaire, elle ne nous avait parlé de rien et j'ai ainsi découvert qu'elle avait prescrit un vaccin contenant l'hépatite B que nous ne voulions de toutes façons pas faire; ça m'a mise en colère j'avoue. J'en ai parlé à mon mari, et lors de la visite du deuxième mois, nous lui avons simplement dit que nous souhaitions réfléchir. Elle nous a tout de même refait une prescription et a écrit noir sur blanc dans le carnet de santé "désir de repousser les vaccins", tout en nous "conseillant" de les faire prochainement...

Après rediscussion avec mon mari, j'ai décidé de rappeler ma sage-femme, et de lui demander les coordonnées d'un médecin homéopathe de bonne réputation, avec qui j'ai eu d'emblée un très bon contact téléphonique (à ma question "quelle est votre position vis à vis des vaccins", elle a rit et m'a répondu "j'y suis défavorable"; je lui aurais presque sauté dans les bras en entendant cela!)

Nous avons donc fait la visite du troisième mois chez cette homéopathe, qui a été super, et avons décidé de ne pas vacciner notre fille, au moins jusqu'à ses trois ans (entrée à l'école maternelle à priori). D'ici là nous avons un peu de temps pour nous informer davantage et voir ce qu'il est possible de faire pour se soustraire à cette fameuse obligation vaccinale en France... L'homéopathe a donné au bébé un traitement de fond et reste disponible pour des conseils. A la fin de la consultation, elle a conclu «ne vous inquiétez pas, votre fille est allaitée (effectivement et je ne compte pas m'arrêter de suite), et ne sera pas vaccinée, elle ne devrait donc pas être malade!»

Encore merci à Expovaccins d'ouvrir les yeux à beaucoup de monde!»

Anne, France

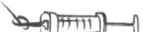

Belgique

«Pourquoi je n'ai pas vacciné mon dernier enfant... drôle de question à l'heure où on ne parle plus que des méfaits de toutes sortes d'adjuvants, parabènes et autres phénoxy-éthanol dans les lingettes pour bébé! Non, je rigole, bien évidemment, ce n'est pas évident pour tout le monde. Si ça l'avait été, ma première fille aurait pu échapper à cette torture. Hélas, je ne savais pas tout ce que je sais aujourd'hui. Et pourtant, ce n'était pas faute d'avoir étudié! Lorsqu'elle est née, j'étais en dernière année de médecine et je venais brillamment de réussir mon concours de pédiatrie. Eh oui, je suis pédiatre depuis dix ans déjà... mais la question vaccinale ne m'avait guère effleurée car pendant huit longues années, j'ai fait de la réanimation pédiatrique. Oh, ce n'est pas toujours amusant, non, l'état des enfants est souvent très critique. Je me souviens d'une petite patiente en insuffisance rénale et immunodéprimée qui avait pû "bénéficier" d'un vaccin contre la varicelle. Deux jours plus tard, si mes souvenirs sont exacts, elle a sombré dans un semi-coma qui m'avait fait la ré-intuber en pleine nuit. Ceci fût particulièrement dramatique car elle était sous anti-coagulants et la sonde d'intubation avait entraîné une hémorragie qui nécessita de multiples transfusions et diverses interventions ORL pour essayer de tamponner le saignement. Un marasme... l'IRM réalisée dans le décours des soins montra une cérébellite, inflammation du cervelet, complication typique et rare de la varicelle sauvage! Habituellement sans gravité bien qu'inquiétante, cette complication dûe cette fois au vaccin avait bien mis la vie de la petite fille en danger!

De ces huit années, c'est mon seul souvenir précis sur la question vaccinale. On rencontrait bien de nombreux patients avec symptômes neurologiques frustres, inexpliqués ou plus cataclysmiques dont on ne trouvait jamais l'origine... et si ces encéphalopathies aigües démyélinisantes qui échouaient en réanimation, et qui répondaient si bien à la cortisone et aux gammaglobulines étaient, elles aussi, dues au vaccin de l'hépatite B, comme leur cousine la sclérose en plaque? Je ne me posais pas la question à cette époque.

Je me remis un jour à pratiquer la pédiatrie générale et le calendrier vaccinal fut une des premières choses que je me mis à retravailler. Tout avait bien changé! Je n'avais pas encore beaucoup de patients et je n'ai pas dû administrer beaucoup de vaccins, la plupart des enfants étant suivi pour cela par la sacro-sainte institution qu'est l'ONE, Office National de la petite Enfance, qui ne vous veut que du bien, et vous harcèle à partir de la maternité et jusqu'à la première rentrée scolaire. L'ONE fait du forcing sans explication... on vous donne cependant de belles brochures et on vous fait signer un papier comme quoi vous marquez votre accord aux vaccinations, et hop! le tour est joué. Le moindre effet secondaire et ce sera pour votre pomme puisque vous avez signé en connaissance de cause, bien sûr.

Bref, après quatre mois de pratique en pédiatrie générale, une nouvelle patiente vint me voir avec un bien étrange discours: "Ma fille âgée de quatre ans est autiste. On a diagnostiqué cette autisme il y a quelques mois. Jusqu'à quinze mois, tout allait bien, puis elle a commencé à régresser. Je crois qu'elle est autiste à cause des vaccins!" - "Quoi? Les vaccins? Je n'ai jamais entendu cela... Les métaux lourds? Qu'est-ce que c'est que les métaux lourds? La quoi? Dysbiose intestinale, vous dites?"

Ohlala... est-ce que je suis médecin, moi? Pourquoi est-ce que je ne sais rien de ce que cette personne me raconte? De nature curieuse et pas vraiment orgueilleuse, je promets de me renseigner, de faire des recherches... je commande un livre au titre bien explicite: "vaccinations, un génocide planétaire", je n'en croyais pas mes yeux! Je me suis mise à pleurer... mais qu'est-ce qu'on fait? Que fait-on à ces pauvres enfants? J'assiste à un séminaire de deux jours sur les métaux lourds, je dévore d'autres livres: "vaccins, mensonges et propagande", "les dix plus gros mensonges sur les vaccins", "ce que l'on nous cache sur les vaccins", "vaccins, on nous aurait menti?", " vaccinations, je ne serai plus complice!", "vaccinations, les vérités indésirables", "Complot mondial contre la santé" et bien sûr: "la santé des enfants non vaccinés" et "qui aime bien vaccine peu"...

Tant de livres écrits par tant de gens différents, des gens intelligents, des médecins, des journalistes! Me voici maintenant en train de remettre en cause un des piliers de cette si belle médecine à laquelle j'ai sacrifié une partie de ma jeunesse... Cela dit, la pédiatrie générale comme on me l'avait enseignée ne me semblait guère fort convaincante et je me mis rapidement à la recherche de méthodes alternatives de santé pour mes patients... et pour ma famille!

Cela fait donc deux ans que j'ai ouvert les yeux, et que je clame tout haut ce que ni l'ONE ni mes confrères ne pensent sans doute même pas tout bas... les bruits courent vite, ma réputation s'est faite et certaines personnes ont déjà fait plus de cinquante kilomètres pour venir chez une pédiatre "ouverte d'esprit"... ou pour connaître les tenants et aboutissants des obligations vaccinales aussi, car ce qui n'est que recommandé (mais pas recommandable!) passe vite en "obligatoire" dans la bouche de certains défenseurs forcenés de la cause vaccinale!

Ma deuxième fille a aujourd'hui cinq mois. Bien entendu, elle n'a reçu aucun vaccin, et s'en porte très bien... Elle fréquente la crèche depuis un mois et demi et vient juste de faire sa première petite infection respiratoire: une grosse et unique poussée de fièvre qui ne reçut aucun autre traitement que des bisous et des encouragements, avec une toux aboyante qui céda en 24 heures à l'humidification et aux huiles essentielles...»

Christine, Belgique

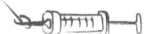

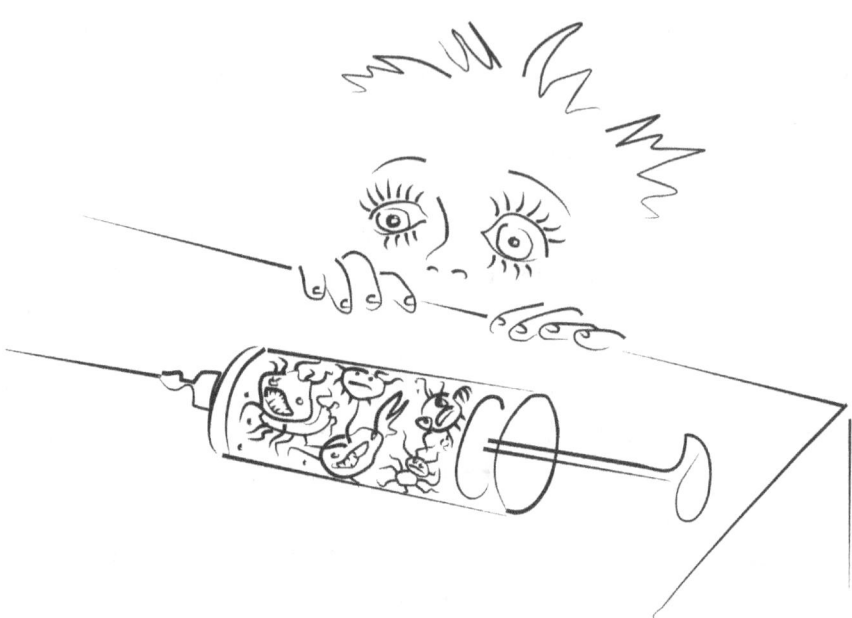

«Nous avons quatre jeunes enfants en parfaite santé. Après de longues et mûres réflexions, des lectures, des contacts avec des scientifiques et médecins, nous avons décidé de ne pas les faire vacciner. Nos enfants ont bien entendu fait occasionnellement des pointes de température ; ils ont fait quelques maladies d'enfance dont ils sont chaque fois sortis plus solides et plus forts. Nous ne pouvons que nous féliciter de la décision que nous avons prise en voyant les problèmes de santé que connaissent souvent les enfants de familles dans lesquelles on ne se pose aucune question.

Avant de nous marier nous avions eu la puce à l'oreille à propos du problème des vaccinations parce que nous avions eu vent des problèmes de santé qu'avait vécu un membre de notre famille après une série de vaccinations. Nous avons donc entrepris d'approfondir notre information et d'étudier les arguments «pour» comme les arguments «contre». Et, contre toute attente, nous avons découvert qu'il existait une vaste littérature dans de nombreuses langues qui attirait l'attention sur des aspects peu connus de la question. Très vite, nous nous sommes rendu compte de toute une série d'incohérences dans le discours officiel qui nous disait que les vaccinations étaient efficaces et sans danger. Quelle ne fut pas notre surprise de réaliser que la plupart des tests réalisés sur les vaccinations avaient été réalisés avec de faux placebos, que les vaccins n'étaient pas testés quant à leurs potentiels cancérogènes, mutagènes et tératogènes, que le devenir des constituants des vaccins dans le corps n'avait, lui non plus pas été étudié (pharmacocinétique), que les études long terme étaient pratiquement inexistantes, qu'officiellement des groupes d'enfants vaccinés n'avaient jamais été comparés à des enfants vierges de toute vaccination et qu'en conséquence le rapport bénéfices/risques n'avait jamais pu être établi scientifiquement étant donné, de plus, qu'il existe une sous déclaration considérable des accidents post-vaccinaux. Quel ne fut pas aussi notre étonnement d'apprendre que des enfants correctement vaccinés avaient peu de temps après leur vaccination fait la maladie contre laquelle ils étaient censés être protégés. La littérature médicale confirme également la chose à propos de la polio, de la grippe, de la rougeole, des oreillons, de la variole etc. A ce sombre tableau devaient encore s'ajouter les énormes biais dus au lobbyisme exercé sur les pouvoirs médicaux et gouvernementaux, les inqualifiables pressions exercées sur les familles, les conflits d'intérêts à tous les étages, l'érosion de nos droits et de nos libertés, le tabou et l'absence de débat de fond sur la question, la souffrance des victimes non reconnues et souvent abandonnées à leur triste sort, bref une idéologie défendant ses dogmes bec et ongles. A l'instar de nombreuses familles, et des victimes des vaccinations, nous demandons essentiellement deux choses: La Science et la possibilité de Choix.»

Francine et Albert

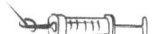

«Je suis maman de trois enfants non vaccinés nés en 1989, 1992 et 1997.

Je n'ai aucun regret de n'avoir vacciné aucun de mes enfants. Ils sont les trois épanouis et en excellente santé. Julien fait des études d'ingénieur Polytechnicien, Marie termine la communication et va entamer des études d'ingénieur du son, et Gilles est en 4ème humanité. J'ai reçu des menaces de prison pour Marie qui a aujourd'hui 21 ans, ainsi que pour Gilles qui en a 15. Jamais je n'ai cédé à ce chantage grâce à l'appui de mon père et... franchement aucun regret. Ce serait à refaire, je signerais des deux mains. Sachant ce que je sais aujourd'hui sur la composition des vaccins, leurs effets secondaires possibles et les drames qui se sont produits, j'aurais été honteuse et m'en serais voulue pour le restant de mes jours si j'avais pris le risque de les vacciner tout simplement pour plaire aux autorités. J'estime que c'est moi qui suis responsable de la santé de mes enfants et non le Premier Ministre! Mes enfants ont eu les maladies traditionnelles de l'enfance: varicelle, oreillons... et tout s'est très bien passé. Il n'y a rien de grave à faire une maladie d'enfance. Que du contraire. A ce jour, je conseille déjà à mes enfants d'agir de la même manière avec leurs propres enfants futurs.»

Dominique

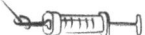

«Nous sommes parents de deux enfants qui ont maintenant 23 et 17 ans. Nous avons fait le choix de ne pas les faire vacciner car avons eu beaucoup d'informations effrayantes concernant les effets secondaires des vaccins. Nous ne regrettons pas du tout notre choix car, hormis les maladies enfantines qui se sont passées sans problème, ils sont en excellente santé. Ils n'ont dû prendre aucun antibiotique à ce jour. Sans apport chimique extérieur, leur corps lui-même est, aujourd'hui, en mesure de se défendre. Ceci est complété par une bonne hygiène de vie, une alimentation saine et variée et, ponctuellement, par une aide naturelle en phytothérapie ou homéopathie. Notre aînée termine brillamment ses études à l'université et notre fils, actuellement en dernière année secondaire, projete aussi d'entamer l'an prochain, des études supérieures.

Il nous paraît fondamental de pouvoir garder le contrôle de notre vie et de laisser la liberté à chacun. En particulier, en ce qui concerne les aspects liés à la santé, d'autant plus, lorsque des sommes considérables sont en jeu. L'information concernant les dangers des vaccins n'est, à notre sens, pas suffisamment objective, trop peu d'effets négatifs sont rapportés par les médias.»

Eloïse et Grégory

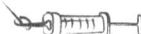

«Nous sommes les parents de deux filles. La première est âgée de trois ans et la deuxième aura deux mois dans une semaine.

Dans notre naïveté et notre ignorance, nous avons fait vacciner notre première princesse jusqu'à ses deux ans et demi, mais actuellement nous avons pris de commun accord la décision de les protéger les deux des vaccins. A travers ce témoignage, nous espérons expliquer au mieux le pourquoi de notre décision.

Il y a quelques mois, nous avons lu dans un article de presse qu'en Italie, le ministre de la Santé interdisait depuis peu aux pédiatres et médecins l'injection simultanée de deux vaccins: le prévenar 13 et l'infanrix. Jusque là tout va bien, c'est une nouvelle banale qui se passe dans un autre pays de la CE. Heureusement, la curiosité nous a poussés à regarder le carnet de vaccinations de notre première princesse. Un grand étonnement nous a mué dans un silence perplexe, car elle a reçu simultanément ces deux vaccins : le prévenar 13 et l' infanrix, avec en plus d'autres vaccins. Une question nous a traversé l'esprit: comment se fait-il que le Ministère de la Santé italien interdise les vaccinations simultanées alors que Bruxelles-capitale et la Wallonie préconisent le contaire? Les études de médecine sont-elles différentes en Italie que chez nous ? Si ce n'est la langue, nous ne voyons rien d'autre.

Comme chaque parent qui aime ses enfants, nous avons commencé à faire des recherches sur le net mais en vérifiant les sources car tout le monde sait qu'il y circule des infos débiles, farfelues, irréelles, mais nous avons persévéré pour trouver des infos réelles, mais terrifiantes. Le mot est fort mais pour nous, il s'agit d'empoisonnement pour dire les choses comme elles doivent être dites.

Nous vous donnons en exemple le travail d'Angelika Kögel sur l'étude KIGGS* (Le signe * renvoie au petit glossaire en page 189), on ne peut plus sérieuse: «Les enfants non vaccinés sont en meilleure santé - preuve scientifique» (à voir sur (http://www.dailymotion.com/video/xgnpiw_les-enfants-non-vaccines-en-meilleure-sante_webcam); l'institut Robert Koch, la plus haute instance allemande pour la santé, spécialisée dans les maladies infectieuses, a mené une étude de trois ans sur 18 000 enfants âgés de 0 à 17 ans. Cette étude a pris en compte 1500 données par enfant. Cette étude sérieuse (qui ne circule pas dans nos médias nous tenons à le préciser) a été réalisée pour relever des données sur les vaccinations, sur le type de vaccinations et la fréquence des vaccinations; mais aussi par rapport aux allergies (auxquelles nos enfants seront confrontés tôt ou tard). Ce que cette étude révèle très clairement c'est que les enfants non-vaccinés sont moins touchés que les enfants vaccinés, du simple rhume des foins, de l'allergie au nickel, du trouble déficitaire de la concentration, du besoin de porter des lunettes, du besoin d'un orthophoniste, de la pneumonie et de l'otite. Quand à la scoliose, les enfants non-vaccinés n'en sont pas du tout touchés. La cause en est, d'après d'éminents chercheurs, que les vaccins attaquent ou dérèglent le système immunitaire des enfants».

Nous avons continué nos recherches tant sur le net que dans la vie de tous les jours en demandant l'avis du médecin de famille, l'avis du pédiatre et celui des amis. Nous n'avons trouvé qu'une personne qui pensait comme nous. Le médecin de famille ne voulait rien entendre, disant que c'était n'importe quoi. Nos amis n'avaient jamais rien entendu sur le sujet car la question ne s'est jamais posée pour eux, ce qui était notre cas il y a peu de temps.

Il faut que toutes les mamans et papas sachent que les vaccins destinés à nos trésors sont chargés d'ALUMINIUM, qui est neurotoxique. Nous ne sommes pas des scientifiques mais des parents et rien ne nous importe plus que le bien-être de nos enfants. Faisons des recherches et découvrons le revers de la médaille car c'est un devoir pour nous de choisir ce qui convient le mieux pour notre descendance. On remarquera facilement, si on prend le temps de réfléchir tranquillement, que notre époque est dirigée par l'argent.

Il existe pas mal de reportages sur la toile et des articles de presse disponibles, alors cherchez si vous aimez vos enfants et vous en arriverez à votre conclusion par vous-même.

Nous conseillons à toutes et tous d'aller sur le site" initiative citoyenne.be". Nous ne faisons pas leur publicité mais heureusement qu'il existe des gens qui veulent le bien des enfants (et adultes) et qui se battent tous les jours pour faire sortir la vérité au grand jour.

MAMANS et PAPAS renseignez vous et faites des recherches, vous le devez à vos enfants et n'oubliez pas que notre société est devenue une société de consommation où l'argent a pris le dessus sur la valeur de l'humain.»

Bouchra et Mohamed, Belgique

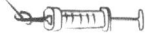

«Mon mari et moi sommes les heureux parents d'une petite fille de sept mois que nous n'avons pas fait vacciner. Cela nous a valu (et nous vaut toujours) des regards accusateurs de la part des différents médecins et des mises en garde de certains proches quant à notre manque de conscience.

Mon mari soutient depuis toujours, suite à différentes lectures et recherches que les vaccins contiennent entre autre de l'aluminium qui monte au cerveau et n'est pas élimine par le corps, ce qui peut provoquer de gros problèmes de motricité par exemple (cas similaire au CHU de Créteil) ou encore être la cause de l'autisme chez l'enfant. De plus, aucune preuve ne montre que l'administration des vaccins serait la cause de la baisse des maladies concernées par ceux-ci.

Pour ma part, je suis également opposée à la vaccination. J'ai la chance d'avoir pour amie une pédiatre qui a bien pris le temps de m'expliquer les différents dangers de la vaccination, et par exemple dans un vaccin il peut y avoir jusqu'à huit maladies inoculées. Tout cela dans le corps d'un enfant de deux mois! Hors de question. D'autant plus que j'allaite notre fille et que le lait maternel immunise le bébé contre toutes sortes d attaques virales. Une de mes connaissances m'a également servi d exemple car son fils a été atteint de leucémie et on pense que cela peut être dû à sa vaccination.

On sait que les médecins poussent à la vaccination car ils sont financés par des groupes pharmaceutiques qui les "sponsorisent" et les rétribuent par des grosses commissions ou avantages en nature. Ces médecins appuient donc la vaccination pour de viles raisons.

Une autre chose me parait illogique: le vaccin pour la polio est obligatoire et si nous ne faisons pas vacciner nos enfants nous devons payer une amende. Ceci dit, une fois l'amende payée on ne nous oblige pas à faire le vaccin derrière... La polio n'est donc plus dangereuse une fois l'amende payée?

Tant de raisons pour lesquelles nous refusons de vacciner notre fille.»

Issa et Deborah, Belgique

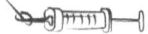

«Avant de tomber enceinte, je ne me suis jamais posé de questions concernant les vaccins. Ça ne m'avait même pas traversé l'esprit, pour moi c'était une "coutume" normale de notre société. Ensuite, tout au long de ma grossesse, je commençais à me renseigner sur plein de choses concernant les bébés (comme toute maman je pense) et je suis tombée sur plusieurs articles qui mettaient en exergue les dangers des vaccins. Au début, j'y prêtais pas attention et je ne "voulais" pas y croire...ensuite en m'y penchant un peu plus, j'ai commencé à avoir une vraie aversion envers cet acte si banal mais tellement lourd de conséquences.

J'avais lu des articles (surtout sur le site "Initiative citoyenne") à propos des conséquences parfois mortelles des vaccins; j'ai vu des reportages sur des personnes qui sont actuellement en chaise roulante ou qui gardent des séquelles de ces vaccins. Je commençais à comprendre certaines stratégies du monde médical et certaines propagandes qui nous obligent presque à vacciner nos enfants sinon nous sommes considérés comme des "hors la loi".

J'ai préféré garder toutes ces informations pour moi dans un premier temps: en parler autour de moi n'aurait suscité que de mauvaises choses et à ce moment là de ma grossesse, je n'étais pas prête à faire face à cela. Ensuite, quand mon bébé est né, je me suis vite posé la question d'une pédiatre: il m'était dès lors inconcevable de mettre les pieds à l'ONE (malgré leur insistance), connaissant leur mode de fonctionnement.

J'en ai trouvée une qui m'a énormément réconfortée dans mon choix. Aujourd'hui mon bébé à huit mois et toujours aucun vaccin malgré la pression qui plane sur le vaccin obligatoire de la poliomyélite et malgré la pression de l'entourage. Ça aussi c'est un point important: comme ce choix sort tellement des habitudes des gens, ça peut choquer. Certains posent des questions, d'autres adhèrent mais il y aura toujours certaines personnes qui critiquent et cela peut être difficile pour de jeunes parents qui ont fait ce choix. Au final, nous étions tellement convaincus que plus rien ne peut nous faire changer d'avis.

Dans cette histoire mon mari a eu beaucoup de réticences concernant ce choix que je lui "imposais" de manière implicite. Je lui en parlais, je lui faisais lire des articles, je lui proposais les reportages etc et malgré cela, il resta un temps réticent (en effet, le tapage médiatique, des médecins, des hôpitaux...est tellement fort, qu'on a du mal à les contredire). Ensuite quand le bébé est arrivé, il ne s'interposa pas à mon choix de ne pas vouloir le vacciner mais me laissa faire les choses. Au fur et à mesure des lectures diverses, des discussions avec notre pédiatre et d'autres personnes qui apportèrent leur témoignage (des personnes non vaccinées en très bonne santé), il adhéra petit à petit à ce choix jusqu'à en être totalement convaincu aujourd'hui.

Mon bébé a donc huit mois aujourd'hui et, contrairement à ce qu'on pourrait penser, il se porte à merveille! En ayant commencé le lait en poudre trop tôt, ça lui a valu une otite. Mis à part cela, il se porte très bien!

Quand je compare les bébés de son âge qui "vivent" dans les hôpitaux tellement ils sont malades, je me pose des questions. Alors peut être que certains n'y verront pas de lien de cause à effet, mais étant maman (oui il faut le vivre pour comprendre) et convaincue de mon choix, je ne peux qu'admettre que ça le protège de beaucoup de maux. Il est très rare que je me rende chez la pédiatre (sauf pour des exceptions ou des contrôles de routine) et je n'ai dû aller qu'une seule fois à l'hôpital depuis sa naissance jusqu'à aujourd'hui (pour qu'au final on me dise qu'il allait bien).

Chacun l'interprète comme il le souhaitera, mais j'ai compris qu'une bonne hygiène de vie, se soigner un maximum sans toucher de médicaments et surtout pas de vaccins peut changer une vie.»

Bouchra, Belgique

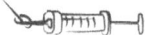

«Notre fils Raoul est né à terme au mois d'août 2011. Quelques mois plus tard nous l'avons fait vacciner à deux reprises dans un centre de l'Office de la Naissance et de l'Enfance à Bruxelles. Lors de la deuxième injection il avait presque quatre mois. Nous n'avions alors aucune crainte ni aucun à priori quant à la vaccination. Dans les heures qui ont suivi cette deuxième vaccination sont apparus les premiers troubles: fièvre importante, vomissements continus en jet de toute nourriture absorbée et modification complète du comportement. Notre fils, jusqu'alors déjà très mobile et communicatif était devenu une plante. Après 48h, nous nous sommes rendus au service des urgences pédiatriques bien qu'il semblait reprendre le dessus.

Aux urgences, on nous a assuré qu'il s'agissait soit d'une gastroentérite soit de réactions assez fréquentes et somme toute banales suite à la vaccination (sic). Nous consultons ensuite notre médecin de famille, lui soumettons notre fils et notre témoignage. Elle nous rassure quant au danger passé mais, dans le cas précis de notre fils, nous met en garde quant à l'injection en bas âge d'autres vaccins. A cet effet et après concertation avec nous, elle dresse un certificat interdisant formellement et jusqu'à nouvel ordre toute vaccination. Par ailleurs elle nous rassure quant à son autorité de médecin pour la future entrée en crèche publique de notre fils. Plus tard nous consultons une autre pédiatre qui confirme ces précautions. A l'âge de six mois notre fils est admis dans une crèche francophone de la ville de Bruxelles, subventionnée par l'O.N.E. Comme il était en ordre pour les vaccins par rapport à son âge (ayant reçu les deux premières doses), sa fréquentation est acceptée.

Confiant, je joins à son dossier le certificat interdisant toute vaccination future en stipulant que notre fils, dans sa situation vaccinale interrompue, n'est et ne sera d'aucun danger pour les autres enfants. J'insiste toutefois pour rédiger et signer personnellement une déclaration déchargeant de toute responsabilité le personnel de crèche dans le cas où notre fils devait y tomber malade faute de vaccins futurs. Son intégration se passe pour le mieux et nos rapports avec le personnel sont excellents. Quelques mois plus tard et malgré le certificat médical, nous recevons par courrier un ultimatum d'un médecin de l'O.N.E. nous menaçant d'exclure notre fils si nous ne poursuivons pas les vaccinations. Cette lettre ayant été relayée par la ville de Bruxelles, nous apprendrons plus tard que l'O.N.E. menace également à la même époque de stopper ses subsides si la crèche continue d'accueillir un enfant non vacciné...

Si l'on suit la logique vaccinale, comment un enfant non vacciné serait-il un danger pour la collectivité vaccinée?

Les procédures légales que nous avons intentées afin d'empêcher l'exclusion de notre fils et ensuite de lui faire réintégrer cette crèche n'ont pas abouti. Conseil d'Etat et Conseil de l'Ordre des Médecins semblent ne pas vouloir prendre une position claire quant à l'autorité bafouée d'un médecin de famille (que nul autre médecin ne peut normalement contester), ni face au cas particulier d'un enfant pour qui la vaccination semble être un danger.

Raoul est donc exclu de la crèche Joséphine-Charlotte le deux mai 2012.

Avec toute cette histoire, évidemment, nous nous sommes renseignés au sujet des vaccins, découvrant que toutes les études commandées et subventionnées par les sociétés qui fabriquent ces vaccins et permettent leur commercialisation démontrent leur utilité et un très faible facteur de risque. En revanche, les études réellement indépendantes (KIGGS, par exemple 2003-2006, en Allemagne) démontrent que la plupart des vaccins sont peu efficaces, dangereux et que moins un enfant est vacciné meilleure est sa santé, à court et à long terme.

Nous avons trouvé de nombreuses informations sur le site de «Initiative citoyenne» qui remet certes très largement en question les bénéfices de la vaccination mais qui toujours référence sa propre critique par des articles, études et témoignages extérieurs.

Kind en Gezin, (l'équivalent de l'O.N.E. pour la Belgique néerlandophone) n'impose aucune vaccination aux nouveaux nés accueillis dans leurs crèches. Cela signifie que notre fils a pu être accueilli dans une crèche néerlandophone sans autre condition que la remise à niveau de mes propres connaissances du flamand, un des deux parents devant parler correctement le néerlandais ou bien être inscrit dans un processus d'apprentissage.

Sincèrement, nous sommes désemparés en face du

«problème» de la vaccination. Ou bien vacciner, ou bien mentir c'est à dire consulter un pédiatre opposé à la vaccination (ils sont discrets mais nombreux) et faire des faux certificats, ou bien avoir la chance de pouvoir à nouveau inscrire nos futurs enfants dans une crèche néerlandophone.

Raoul va quatre jours par semaine à la crèche, il se porte comme un charme, il n'est quasiment jamais malade et quand il l'est cela se résume à 38,5 de fièvre au maximum pendant quelques heures.»

Benjamin Labricque, Belgique

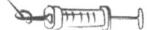

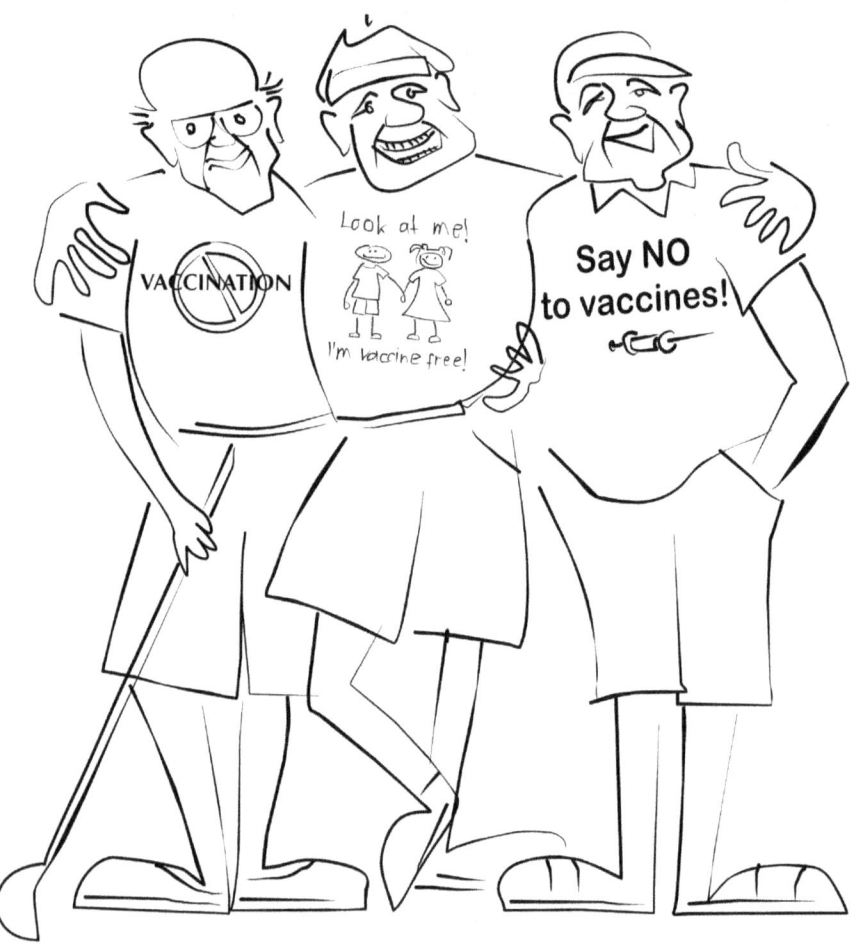

Etats-Unis

«Je suis un enfant non vacciné, j'ai 74 ans. Mes deux frères de 70 et 76 ans n'ont jamais non plus subi de vaccinations. Aucun de nous trois n'a jamais eu de maladie grave et n'a jamais été hospitalisé. Je n'ai jamais reçu de vaccin contre la grippe ni contre quoi que ce soit. La bonne santé est avant tout un don de Dieu mais dépend aussi beaucoup du soin que nous avons pour notre corps, qui assure la santé de notre flux sanguin.»

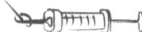

«L'histoire de Savannah a commencé il y a 18 mois. C'est un cadeau du ciel que nous avons reçu grâce à l'adoption. Elle est née le 8 septembre 2010 à San Antonio, au Texas. Sa mère recevait plusieurs médicaments psychiatriques. Elle était d'accord avec moi pour que le bébé ne reçoive pas le vaccin contre l'hépatite B à la naissance. J'ai donc écrit une lettre stipulant le désir de la mère que l'enfant ne reçoive pas ce vaccin. J'étais présente à l'hôpital lorsque le médecin lui demanda le pourquoi de ce refus de vaccination. La mère resta fermement sur ses positions et j'exprimai au médecin qu'en tant que parent adoptif je me basais sur les lois d'Exemptions de Conscience. Il accéda rapidement à notre demande.

A notre retour chez nous à Pensacola en Floride, nous sommes allés au Centre de Santé et avons facilement obtenu l'Exemption pour motifs religieux. Nous avons prudemment placé le document dans notre dossier de suivi d'adoption et l'agence texane a accepté, jugeant que c'est le droit des parents de choisir.

Savannah souffrait de muguet. Son pédiatre pratique la médecine intégrative et holistique; il nous expliqua que cela venait de sa mère et que c'était une infection très courante. Elle a vite guéri grâce à des probiotiques. C'est une petite fille très brillante avide d'apprendre. Elle n'a eu que de courtes maladies, deux épisodes de diarrhées après avoir joué au parc, vite guéries sans complications. Il est probable qu'elle ait attrapé un Rotavirus car la diarrhée était importante et elle a maintenant une immunité naturelle. Elle a eu deux rhumes pendant ses 18 mois de vie, qui ont guéri très vite ; elle n'a jamais eu d'otite. Ses petites blessures aussi guérissent très vite. Savannah aime communiquer et apprend chaque jour de nouveaux mots. Elle a une bonne coordination motrice et lance bien les ballons. Elle n'a aucune peur de l'eau. Elle aime son doudou et sa famille, reconnaît les étrangers et a une belle imagination. Elle choisit le nom de ses poupées et parait plus éveillée que beaucoup de ses camarades. Elle reste à la maison et n'a jamais été en garderie, sauf celle de l'église.

Je sais au fond de mon cœur que nous avons pris la bonne décision de ne pas la vacciner.»

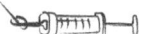

«Mon fils n'a jamais été vacciné; il est le plus jeune d'une fratrie de cinq et ses frères et sœurs sont vaccinés car je n'avais jamais réfléchi à la question à l'époque. Je n'avais pas réalisé que les vaccins pouvaient poser des problèmes jusqu'à ce que ma sage-femme le mentionne lors de cette dernière grossesse. Auparavant, je me faisais suivre par des obstétriciens et accouchais à l'hôpital (ce dernier accouchement fut aussi le meilleur, mais ceci est une autre histoire!). Les grands étaient souvent malades, souffrant surtout d'otites. Le dernier n'a JAMAIS eu aucune infection des oreilles, il n'a presque jamais été malade et n'a jamais vu un médecin; il est calme, plein d'affection et intelligent, sans aucun problème d'apprentissage ni d'hyperactivité. Comme il n'est jamais allé chez un médecin, je n'ai pas eu le problème d'être poussée à le vacciner, mais parfois, la nuit, je restais éveillée, inquiète que quelqu'un découvre la situation et cherche à m'enlever l'enfant. Je me demandais aussi si j'avais vraiment raison ou s'il n'allait pas attraper une affreuse maladie. Il a maintenant treize ans et aucune de mes peurs ne s'est concrétisée.»

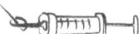

«Nous avons deux enfants de six ans et presque trois ans. L'aîné a fait une convulsion vingt minutes après avoir reçu le vaccin DPT, à environ six mois. Bien que le pédiatre ait nié que le vaccin puisse être la cause de la convulsion, nous ne l'avons plus vacciné depuis et ne le vaccinerons jamais plus. Cette expérience traumatisante nous a menés à lire des tonnes de livres et à faire une profonde réflexion. Nous avons donc choisi de ne pas vacciner notre deuxième bébé. Nos deux enfants sont en très bonne santé si on les compare à leurs amis et camarades d'école. Ils n'attrapent ni la grippe ni la coqueluche, au contraire de leurs amis vaccinés. Je fais entière confiance aux soins des ostéopathes et j'ai remarqué à quel point la santé de la colonne vertébrale influence sur la bonne santé des enfants. Je crois aussi qu'il est évident que ce sont les parents qui savent faire le meilleur choix pour leurs gosses, et que Big Pharma ne s'intéresse aucunement à leur bien-être. Je suis reconnaissante de la bonne santé de mes enfants et pour les bons soins que je reçois.»

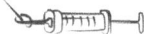

«Je suis la mère de trois garçons non vaccinés. Ni moi ni ma mère n'avons reçu aucun vaccin non plus. Toute mon enfance, j'ai entendu les adultes parler des vaccinations et des difficultés parfois rencontrées pour scolariser les enfants. Je connaissais donc bien le pourquoi des choix de ma famille. Lorsque mes enfants sont nés, je me suis mise à étudier chaque vaccin et chaque maladie et mon mari et moi avons décidé de ne pas vacciner, ce qui me convenait absolument. Certaines maladies me font peur, mais j'ai aussi peur des vaccins. Je ne pense pas qu'il soit juste de vivre en craignant l'avenir. En plus de l'abstention vaccinale, nous avons choisi pour notre famille un style de vie sain (allaitement maternel puis aliments pour la plupart biologiques). Nous utilisons des remèdes naturels et la chiropraxie. Nos trois garçons (de sept et cinq ans et de trois mois) n'ont eu que des otites durant un ou deux jours, parfois une petite toux et aucune grippe. Les grands ont eu la varicelle, ce dont je suis reconnaissante. Lorsque j'étais enfant, j'ai eu la varicelle, la rougeole, la rubéole et les oreillons, toujours sous forme légère, et je crois que cela m'a donné une bonne santé. J'ai passé cette immunité à mes enfants.»

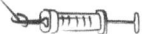

«Mes deux filles de quatorze et onze ans n'ont jamais été vaccinées. Elles n'ont pas reçu le vaccin contre l'hépatite B donné de routine aux nouveau-nés. C'est après de longues recherches que nous avons décidé de ne pas vacciner car nous croyons aux capacités du corps de se guérir de lui-même s'il reçoit une alimentation adéquate. Notre système immunitaire nous protège lorsqu'il est libre de se renforcer et de fonctionner de façon naturelle. Elles ont été nourries au sein presque exclusivement, avec des jus de carotte. Lorsqu'elles ont mis leurs dents (à huit mois pour l'une et à neuf mois pour l'autre), elles reçurent des pommes, puis nous avons lentement ajouté les autres fruits. Plus tard des patates douces et des avocats et finalement les autres légumes. Elles ont reçu des céréales quand elles eurent des prémolaires et n'ont pas goûté de sucre avant l'âge de deux ans. Elles n'ont jamais consommé de nourriture en boîtes, et n'ont jamais bu de lait en poudre ni en berlingot, ni de jus en bouteilles. Je dis ceci car je sens que c'est cette alimentation, en plus de l'absence de vaccins, qui leur a donné cette santé remarquablement bonne. Aucune des deux n'a eu rien de plus grave qu'un rhume et elles sont actives toute la journée. Nous ne baissons pas leur fièvre, la laissant faire son travail de tuer les germes. Elles n'ont pas de caries, nous n'utilisons pas de dentifrice au fluor. Nous n'allons chez aucun médecin conventionnel mais chez un naturopathe. Mon mari et moi avons été vaccinés et nous étions souvent malades. Nous observons maintenant ce qui se passe lorsqu'on sort des sentiers battus et utilise comme remèdes la nature et le bon sens.»

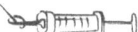

«J'ai trois fils de sept, cinq et deux ans qui n'ont jamais été vaccinés. Quand le premier est né, nous avons d'abord choisi de retarder les vaccinations, mais quand il a grandi et que les autres sont nés, nous avons décidé de ne pas vacciner et ce sont des garçons en excellente santé! Ils n'ont eu aucune otite et aucune maladie d'enfance, quelques rhumes lorsqu'ils étaient bébés. Maintenant ils sont rarement malades et quand ils le sont, c'est un jour ou deux de fatigue avec le nez bouché. Nous utilisons des remèdes naturels et une nourriture saine; nous croyons fermement que l'abstention vaccinale a respecté leur système immunitaire. Dans ce monde d'antibiotiques, ils n'en ont jamais reçu une seule dose! Ils sont scolarisés à la maison ce qui leur évite d'être bombardés de germes, mais nous sortons fréquemment en ville et ils sont beaucoup en contact avec des enfants de leur âge souvent enrhumés, surtout en hiver et au printemps.

Mon fils de sept ans est intolérant au gluten et aux produits laitiers. Nous l'avons découvert quand il avait trois ans lors d'un grave problème digestif. Le petit de deux ans fait de l'eczéma en réaction aux œufs. Leurs intolérances alimentaires me rendent encore plus reconnaissante de ne pas les avoir vaccinés. J'ai lu au sujet de la connexion entre le tube digestif et le cerveau et je suis persuadée que s'ils avaient reçu les vaccins quand ils étaient bébés selon le calendrier recommandé, ils auraient maintenant de sérieux problèmes psychologiques ou neurologiques, alors que la seule chose que nous ayons à faire est de trouver de bons produits alimentaires végétaliens. Nous sommes vraiment heureux de notre décision de ne pas vacciner!»

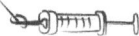

«Ni moi ni mon enfant n'avons jamais reçu de vaccins. Je suis la maman d'un enfant de deux ans et j'en attends un autre. Mon fils n'a reçu aucune injection dans sa vie et il est l'enfant en meilleure santé de son groupe de jeux dans lequel les autres sont tout le temps malades, allergies, nez qui coule etc. Il n'a jamais vu de médecin.

Ni moi ni ma sœur n'avons jamais été vaccinées, ni enfant ni adulte et nous sommes en parfaite santé. J'ai côtoyé des varicelles et d'autres malades sans rien attraper.

Mon fils dépasse les courbes pour la coordination des mains, le langage et autres critères étudiés chez les enfants de son âge. Nous sommes très heureux de notre décision et continuerons à le fortifier avec une nourriture biologique, de bons jus de fruits et des remèdes homéopathiques pour ses petits bobos».

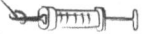

«Ma fille, âgée aujourd'hui de huit ans, a souffert de diverses réactions après des vaccinations et j'ai décidé de ne plus la vacciner, après de longues recherches, quand elle avait un an et demi. Je crois que les vaccins sont responsables de ses multiples allergies alimentaires, de son eczéma et de son asthme. Même si je pensais que les vaccins étaient la cause des ennuis de ma fille, j'avais encore peur de ne PAS vacciner mon fils. Tout le monde m'avait dit que les vaccins étaient surs et j'y ai longtemps cru.

Mais en étudiant à fond le sujet j'ai opté pour ne pas le vacciner, tout en hésitant encore.

Ma fille va beaucoup mieux et mon fils est l'enfant en meilleure santé que je connaisse. Nous vivons dans une communauté militaire pleine d'enfants; 90% de nos voisins ont des enfants d'âges variés et des germes intestinaux ou respiratoires se promènent constamment parmi nous. La plupart des écoliers manquent quelques jours par an pour maladie. Mon fils a été en garderie depuis l'âge de 18 mois, au début au New Hampshire. Il n'a jamais manqué un jour comme bien souvent ses camarades, surtout en hiver. Il n'a jamais vu de médecin sauf pour les contrôles scolaires et une fois pour un muguet buccal (il était au sein et j'ai alors revu mon alimentation). Il n'a jamais eu d'otite. Quelques vomissements vite terminés quand il a éliminé ce qui l'a fait vomir. S'il a parfois de la fièvre, je lui donne à boire et le garde au lit, et il va bien le lendemain.

Actuellement, il est en classe enfantine à l'école publique. Il ne manque jamais un seul jour. Ses camarades sont malades mais lui a rarement le nez qui coule. Récemment, une de ses camarades a dû être hospitalisée deux semaines pour des problèmes respiratoires liée au Virus Respiratoire Syncitial. Tout le monde autour de nous était malade mais mon fils n'a eu que le nez bouché pendant une semaine, puis a guéri alors que ses camarades luttaient encore contre la maladie.

Il n'a pas d'allergies, pas d'asthme, pas de problèmes de peau. Il est très heureux et intelligent. Au New Hampshire il serait en maternelle, mais en Californie, ils les prennent plus tard et il avait quatre ans quand il a commencé le jardin d'enfants. Il est avancé en lecture et en maths. Mon avis est que les vaccinations ne sont pas seulement dangereuses pour la santé physique des enfants, mais aussi pour leur état mental. Les allergies et l'eczéma de ma fille la dérangent dans son travail scolaire.

Plus je vois comme mon fils est en bonne santé, plus je suis heureuse de cette décision de ne pas l'avoir vacciné. Quand nous allons chez le médecin pour des contrôles, ils me rabattent les oreilles et cherchent à me culpabiliser.«Vous vous sentiriez si mal s'il attrapait une maladie contre laquelle on peut vacciner!». Je laisse ces remarques entrer par une oreille et ressortir par l'autre: c'est vrai que ce serait très triste qu'il tombe malade, mais je me sentirais encore plus mal d'handicaper son système de défense immunitaire pour lui donner cette «protection». J'ai vu le résultat chez ma fille qui souffre maintenant de problèmes chroniques. Pourquoi répéterais-je la même erreur?»

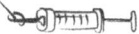

«Ma fille a quatre ans et n'a jamais été vaccinée. Elle est magnifique et intelligente, curieuse et en excellente sante. Nous vivons normalement, elle va à l'école enfantine et a les mêmes activités que les autres enfants de son âge.

Nous avons parfois des doutes quant à notre décision de ne pas la vacciner, mais quand je pense à toutes les toxines contenues dans ces injections, je cesse de douter. Elle est pure et belle et son système de défense immunitaire fonctionne à la perfection. Elle mange des produits biologiques et n'a jamais eu de problèmes de sommeil. Je l'ai allaitée jusqu'à 12 mois, avec un supplément de lait en poudre quand j'ai repris le travail (elle avait cinq mois). Cette décision de ne pas vacciner est un défi, mais lorsque je vois sa bonne santé, je sens que cela pourrait être différent si je l'avais vaccinée. C'est exactement le contraire de ce que disent les médecins.»

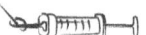

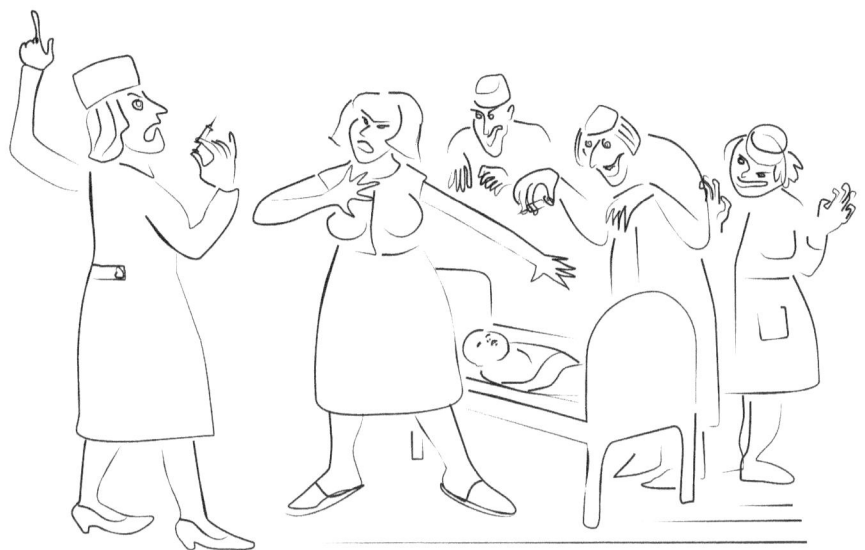

«J'ai quatre enfants, dont les trois premiers ont reçu la plupart des vaccins. Ils ont souvent été malades, surtout au niveau respiratoire.

Mon quatrième enfant arriva tard dans ma vie. En comparant la santé des enfants actuels avec ceux de mon enfance je trouvai une grande différence, et pensai qu'il pouvait s'agir du nombre de vaccins donnés actuellement. Je fus horrifiée par le résultat de mes recherches et décidai donc de ne pas faire subir tous ces vaccins à ce bébé là, une fille est née prématurément à 30 semaines. Pendant six semaines, je me suis battue avec les médecins et les infirmières de l'hôpital au sujet de ses vaccins. Elle n'avait aucun problème de santé, elle était juste petite. Ils n'ont pas voulu la laisser sortir de l'hôpital sans le vaccin RSV (contre le virus Respiratoire Syncytial). J'ai finalement du céder pour qu'elle puisse rentrer à la maison, car ils ne la nourrissaient pas assez à l'hôpital et elle ne prenait pas assez de poids. Comme je comprends la chose, elle amenait beaucoup d'argent à l'hôpital car elle avait une triple assurance-maladie.

Quelques semaines plus tard, eut lieu une réunion des prématurés à l'hôpital. Une infirmière me poussa dans un coin, me demandant si j'avais fait les rappels du vaccin. Je lui dis que je n'avais pas l'intention de le faire, et aucun autre vaccin non plus. Elle m'assura que ma fille allait tomber malade et pouvait mourir sans les vaccins.

Ma fille a maintenant neuf ans. Elle a eu un contact avec un enfant rougeoleux (qui avait été vacciné) et n'a pas attrapé la rougeole, même si à trois ans elle n'était plus protégée par mes anticorps. Elle a été malade trois fois dans sa vie, un rhume et deux infections intestinales. Elle n'a jamais eu les problèmes «normaux»: otites, fièvres, grippes etc qui affectent la plupart des enfants, malgré qu'elle soit exposée à tout ça. Nous sommes allés aux urgences deux fois, une fois pour une piqure d'araignée et la deuxième fois pour un bras cassé.

C'est une enfant normale qui participe à des activités normales. Je ne peux attribuer sa bonne santé qu'au refus des vaccinations. Elle mange comme ses frères et sœurs. Au début, mon choix m'a créé des problèmes avec mon entourage, mais cela va mieux. Je pense que davantage de gens commencent à voir les dangers des vaccins. Lorsque quelqu'un m'encourage à vacciner, je lui demande s'il peut me donner la liste des ingrédients contenus dans les vaccins et me parler de leurs effets secondaires. J'ai moi-même souffert de réactions après deux vaccins, ce dont je me suis rendu compte bien après et trop tard. Je suis presque morte la première fois. Je ne veux pas faire risquer ceci à mon enfant. Un enfant sain peut affronter une maladie, et celui dont le système immunitaire est affaibli ne le peut pas. Il est donc plus sur d'éviter les vaccins.

J'ai aussi des raisons religieuses pour refuser les vaccinations, dont je n'étais pas consciente avant d'en étudier les composants.

J'espère que de plus en plus de parents se rendront compte des dangers. Mon vœu le plus cher est que les médecins vaccinalistes donnent aux parents la liste des composants et de TOUS les effets secondaires avant de vacciner et laissent les parents décider quels risques ils veulent prendre.»

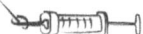

«Ma femme et moi avons trois enfants âgés de treize, neuf et six ans. Aucun n'est vacciné. Nous nous battons pour cette décision depuis treize ans que nous sommes parents. Nous nous étions renseignés sur l'absence de recherches sur la sûreté et l'efficacité des vaccins avons été confiants pour un temps que notre décision était juste. Puis nos lectures nous ont montré à quel point les vaccinations de l'enfance avaient été utiles, ce qui nous a plongés dans le doute pendant quelques temps. Lisant davantage, nous avons appris que les vaccins causent un déséquilibre permanent entre les immunités humorales et cellulaires, peuvent créer des maladies auto immunes et des maladies chroniques comme l'asthme. Finalement, avons pris notre décision l'esprit tranquille.

Nos trois enfants ont cependant été malades. Nous ne mangeons pas exclusivement de la nourriture biologique ni n'élevons nos poulets nous même. La « fast food » fait partie de nos vies, de même que les repas à la cantine de l'école. Ils ont tous été nourris au sein au moins une année, mais ils ont reçu des laits en poudre et des céréales dès l'âge de six mois.

Les trois enfants attrapent des toux, des rhumes et des grippes en automne et en hiver malgré nos efforts de les protéger par des probiotiques et de la Vitamine D. Ils ont tous eu la varicelle et ont tous survécu à la coqueluche. Chaque fois, je réalise que c'est un microbe de plus contre lequel ils seront immunisés pour la vie. Je veux qu'ils combattent les germes qui les entourent car chaque fois, ils se renforcent. La seule fois qu'ils ont vu le pédiatre, c'était pour des contrôles dans le cadre de l'école.

Ils n'ont pas de problème chroniques, de déficit d'attention ni d'allergies. L'ainé présente maintenant une forme légère d'asthme à l'effort. Il est né par césarienne et ma femme avait eu une bronchite pendant son huitième mois de grossesse, qui avait été traitée allopathiquement. Elle a aussi reçu des antibiotiques par voie intraveineuse pendant trois jours pour des complications de sa césarienne. Cela ne m'étonne donc pas que mon fils ait ce problème et je crois fermement que si nous l'avions vacciné, ces symptômes seraient bien pires.

Mes enfants sont brillants, actifs et en bonne santé. Ce serait terrible pour moi si j'avais choisis de les vacciner et que leur potentiel en eût été diminué, même légèrement.»

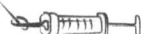

«J'ai deux enfants qui n'ont reçu aucun vaccin pendant leur enfance. Problèmes de sommeil (0%), otites moyennes (0%), problèmes immunitaires (0%), absences à l'école (très rares). Ma fille est allergiques aux cacahuètes et en a aspiré une graine à 18 mois – ce qui a eu pour conséquences une bronchoscopie et plus tard à de l'asthme, mais depuis qu'elle a eu dix ans, ses symptômes sont légers; elle a toujours sur elle un nébuliseur, mais, comme adulte, ne l'utilise jamais. Mon fils est à l'école supérieure et n'a jamais eu de problèmes de santé. Notre choix de ne pas vacciner, de donner des vitamines et une nourriture biologique depuis l'enfance et d'encourager beaucoup d'exercice et de bonnes habitudes de santé (la posture, le sommeil, pas de drogues ni d'alcool) les a rendus très résistants. Ils ont eu des accidents de sport, mais ceci est une autre histoire.»

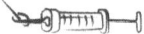

«J'ai trois enfants en bonne santé absolument pas vaccinés. Ils sont tous nés à la maison. Une des raisons d'accoucher à la maison était d'éviter les vaccins de routine pratiqués ici sans consulter les parents. Nous sommes des parents très éduqués : je suis médecin et mon mari est juriste.

Mon mari a eu un gros problème après un vaccin reçu à l'armée en 2004.

Mes enfants ont cinq, deux et un an. Aucun d'entre eux n'a vu un pédiatre ni un hôpital. Nous ne faisons pas de consultations de contrôle car on y parle toujours des vaccinations. Le pédiatre m'a dit qu'il était inutile que nous venions si nous ne voulions pas de vaccinations. Ils n'ont jamais eu d'otite, aucun antibiotique, aucun médicament, rien. Chaque année, un petit rhume qui dure 24 heures avec un peu de fièvre. Parfois le nez qui coule. Jamais de diarrhées ni de vomissements sérieux, aucune opération chirurgicale.

Nous vivons à New York et on nous a refusé une dispense de vaccination pour motif religieux ; ils sont donc scolarisés à la maison. Cette situation nous amène beaucoup de stress car peu de gens nous comprennent et certains parents ne veulent pas que leurs enfants soient en contact avec les nôtres. Camps d'été, écoles, groupes de jeux etc qui demandent des certificats de vaccination ont refusé leur inscription. Mon fils de cinq ans est doué et suit le niveau deux, celui de deux ans le niveau jardin d'enfants. Tous, ils ont marché tôt, parlé tôt et ont participé à des études sur les enfants intelligents. Nous savons que vivre sans vaccins est la meilleure chose pour eux et allons continuer à lutter pas à pas. Quand nous voyons les autres enfants qui souffrent d'asthme, d'allergies, d'otites ou qui subissent des opérations à cause des complications des infections, quand nous voyons les autistes, les handicapés, les troubles du comportement (hyperactivité et déficit d'attention), les problèmes neurologiques, nous SAVONS que nous avons fait le bon choix. J'ai essayé de dire autour de moi d'être prudent quant aux vaccinations, en parlant surtout des otites, mais on ne m'écoute pas. Ils m'appellent après que leurs enfants aient reçu ces diabolos* dans les tympans pour me demander que faire. Je dis toujours aux gens : « vous pouvez vacciner plus tard quand vous vous en saurez davantage, mais vous ne pouvez pas réparer le mal quand il est fait ». Mes enfants sains et intelligents sont un bon exemple de ce qui peut être vécu sans ces injections. Merci de faire passer l'information que les enfants non vaccinés ne sont pas en mauvais état ni n'ont tous des parents «hippies» sans éducation!»

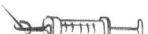

«J'ai six enfants; le plus âgé, né en 1977, a reçu tous les vaccins de l'enfance selon le calendrier habituel, et les autres furent vaccinés à l'âge de cinq ans. La seule bonne chose : il y en avait moitié moins qu'aujourd'hui et ils n'en ont pas reçu comme nouveau nés ni cinq à la fois. Mon deuxième enfant né en 1981 a subi toutes les injections des bébés, mais pas les injections à cinq ans et plus rien après. L'enfant suivant est né en 1985 et n'a reçu qu'une série de vaccins à l'âge de dix mois. Ma première fille est née en 1985 et à l'âge de 22 ans elle n'a reçu aucun vaccin de toute sa vie. Elle n'a jamais été sérieusement malade et je ne me souviens pas qu'elle ait une fois fait de la fièvre ni qu'elle ait reçu des antibiotiques. Elle est absolument normale, en bonne santé et très belle et, alors que j'écris ceci elle attend son premier bébé sans aucune envie de le vacciner. Ma deuxième fille est née en 1992 et n'a reçu, à 20 ans, aucun vaccin. Sa fille non plus, qui se porte fort bien. Mes deux filles n'ont jamais eu de maladies graves, juste la varicelle de façon légère. Mon sixième enfant, un fils, est né en 2001 et n'a reçu non plus aucun vaccin. En très bonne santé, il n'a jamais reçu d'antibiotiques.

Bonne santé, bonne santé, bonne santé, c'est tout ce que je peux dire.»

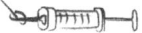

«Nous avons deux fils de trois et un an, dont aucun n'a jamais été vacciné. Ils sont les deux en excellente santé. Le plus grand a eu une petite otite mais le médecin n'a rien prescrit. C'est tout. Notre alimentation n'est pas vraiment parfaite et nous ne sommes pas des maniaques de la propreté, mais ils nous paraissent en meilleure santé que les enfants de leur âge vaccinés que nous con-naissons.»

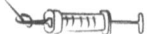

«Tyler est né le 12 novembre 2005. L'accouchement a été provoqué à la 38ème semaine pour un diabète gestationnel. Lorsque j'ai choisi la péridurale, le cœur du bébé s'est tellement accéléré que j'ai dû subir une césarienne d'urgence. Tout s'est bien passé ensuite et notre garçon qui a six ans maintenant est en parfaite santé. Nous vivons en Oregon dans une ambiance calme. Mon mari et moi sommes tous deux nés ici, ce qui, j'en suis sûre, a contribué à notre esprit libéral habitué à contester l'autorité.

Histoire de hippies…Lorsqu'arriva le jour de la consultation chez le pédiatre à l'âge de deux mois, on me donna une information au sujet du nombre de vaccins que mon enfant allait recevoir. Je pensais le faire vacciner sans avoir trop réfléchi. Mais en lisant toute cette information, j'ai commencé à hésiter: tant de vaccins chez un si petit bébé? Il y avait aussi une information sur le Programme Fédéral de Compensation lors de problèmes, et cela me fit vraiment très peur. Je pensais: «quoi? Il existe un programme qui m'aidera si mon enfant est lésé ou tué par la vaccination? Un programme fédéral? Est-ce qu'ils ne sont pas supposés améliorer la qualité de nos vies?» Non merci.

Le médecin n'était pas très content mais je lui ai dit que je n'étais pas prête à vacciner et que je voulais me renseigner davantage. Après cela, mes résolutions n'ont fait que se renforcer. D'un côté un gouvernement fort et de grandes compagnies nous donnent une réponse toute faite. De l'autre côté des gens se posent des questions et parlent de dangers réels en concluant : « ne vaccinez pas.»

Le Dr. Mercola et Jane Burgermeister nous présentent une quantité d'information qui disent le contraire de ce qu'affirment le Centre de Contrôle des Maladies, la Fédération des Médecins Américains et d'autres autorités médicales, bien qu'il n'existe presque aucune recherche qui prouve l'efficacité et l'absence de dangers des vaccinations.

La connexion entre l'autisme et les vaccins m'a aussi beaucoup intéressée, en particulier l'interview du Dr Mercola avec le Dr Wakefield*.

L'énergie de Tyler est constante, il est extraordinairement

créatif et aimant. Il a été malade de temps en temps, le plus souvent un dérangement intestinal ou une petite grippe, qui passent en un jour ou deux. Je lui donne en prévention des huiles essentielles de lavande et de menthe, qui sont très efficaces, sentent bon et ne contiennent rien de chimique. Il est grand pour son âge, gracieux et équilibré. Il aime chanter et danser et plaisante beaucoup, il est vraiment une joie!

Nous avons la chance de vivre dans une communauté où la qualité de l'eau est une des meilleures du monde. De même, la nourriture biologique abonde ici, et Tyler a été élevé avec des aliments et de l'eau de grande qualité, ce qui a certes contribué à son excellente santé.»

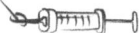

«Voici mon histoire d'enfants non vaccinés. J'ai 27 ans et je viens d'une famille de six enfants dont aucun n'a été vacciné. Mes parents nous ont nourris très sainement: céréales complètes, légumineuses, beaucoup de légumes, des sauces soya et miso de bonne qualité, des algues. Nous avons toujours été en excellente santé. Enfant, j'ai eu cinq maladies sans gravité: rougeole, varicelle, coqueluche, rubéole, oreillons, sans aucune complication.

Je suis actuellement en excellente santé et j'élève mes quatre enfants de la même manière; ils vont très bien. Il y a deux ans, ils ont fait une varicelle légère. Ma sœur qui vient de donner naissance à son troisième bébé ne vaccine pas non plus ses enfants, et mon père vient d'une famille de cinq enfants non vaccinés. On pourrait dire que cela « court dans la famille. »

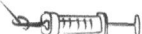

«J'ai deux filles non vaccinées de quatre et six ans. Je n'ai pas grand-chose à dire, elles n'ont aucun problème de santé, quelques rares otites légères et quelques vomissements et diarrhées (une fois, c'était plus grave, avec le Rotavirus). A part cela, elles sont en excellente santé. Je trouve étonnant que les enfants de mes amis aient toutes sortes de problèmes, des allergies, opération des amygdales, des sprays, des difficultés d'apprentissage ou de compréhension. Est-ce vraiment normal ? La triste vérité est que c'est devenu la norme.

Nous avons étudié la question des vaccins car mon beau fils, âgé de neuf ans maintenant, a commencé une régression à 18 mois et a été plus tard diagnostiqué comme un enfant autiste.»

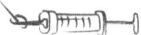

«Mon fils a quatre ans, il est heureux, en bonne santé et vibrant. Il est né à la maison, mange principalement des aliments biologiques et naturels, n'a jamais été vacciné et sera très probablement scolarisé à la maison. Ce n'est pas à la légère que mon mari et moi avons décidé de ne pas le vacciner. Nous avons passé des heures à écouter des conférences, à lire des témoignages et à regarder des documentaires. En fait, plus nous apprenions, plus montait notre colère et notre frustration que tant d'autres gens ne mettent pas en doute les industries médicales et pharmaceutiques qui détruisent littéralement nos enfants. Nous voulons continuer à informer sur ce sujet. Cela me rend très triste que tant de gens n'aient aucune envie de se poser des questions sur la science et ne cherchent pas à comprendre mieux les mécanismes de l'immunité. Grâce au ciel, j'ai écouté mon intuition maternelle et mon fils peut m'en remercier. Il est très rarement malade sans aucune gravité et guérit en quelques jours. Il n'a jamais vu de médecin pour une maladie, nous l'amenons plutôt chez le chiropraticien. Il grandit bien et est très beau.»

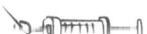

«J'ai neuf enfants. Quatre d'entre eux sont complètement vaccinés, deux partiellement et trois ne sont pas vaccinés du tout. Huit de mes enfants ont fait une varicelle légère, les vaccinés comme les non vaccinés. Un de mes enfants non vaccinés a fait la rougeole, encore plus légèrement que sa varicelle. Je me demande pourquoi on fait tant d'histoires pour cette rougeole, probablement parce qu'elle dure dix jours et que personne ne veut manquer l'école si longtemps. Il est intéressant de noter que son frère et sa sœur n'ont pas attrapé cette rougeole. Deux enfants ont fait la coqueluche, l'un vacciné, l'autre pas. C'est ma fille non vaccinée qui a le plus vite guéri et son frère vacciné a eu des quintes de toux pendant une année entière!

Certains peuvent se demander si je suis folle, sachant que mes enfants ont attrapé la coqueluche et que je continue à ne pas les vacciner. Voilà : ma fille est vivante et en bonne santé.

Malheureusement, le neveu de ma sœur est mort dans son petit siège de voiture sur le chemin du retour après un vaccin DPT. Quand sa mère l'a sorti de son siège en arrivant à la maison, le bébé était déjà mort et ses efforts de le réanimer furent vains (elle est infirmière). C'est la raison pour laquelle les enfants de ma sœur ne doivent plus recevoir de vaccin coqueluche, ce qui n'est pas un problème, car la maladie se traite facilement.

A part les cas que j'ai mentionnés (sur plus de 28 ans) mes enfants ne sont jamais malades, sauf quelques rhumes ou grippes. Pour être honnête, notre alimentation n'est pas très saine. Mes enfants aiment la nourriture industrielle, celle du McDonald, et ils mangent du Lucky Charms pour le petit déjeuner – et POURTANT, ils sont en meilleure santé que tous leurs amis!»

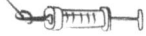

«Je suis la maman de cinq enfants de 22, 19, 16, 13 et 8 ans. Ils ne sont pas vaccinés, et les seuls enfants que je connaisse qui ont une aussi bonne santé qu'eux appartiennent à des familles qui ont aussi décidé de ne pas vacciner. Les trois plus jeunes seulement vivent encore avec nous, et AUCUN des trois n'a jamais vu un médecin. Pas une seule fois. Ils ont eu quelques visites médicales pour pratiquer des sports et ont toujours reçu un certificat de bonne santé. Ils sont nés à la maison et je les ai nourri deux ans et demi et même quatre ans et demi, ce qui a probablement contribué à leur bonne santé. Cela m'attriste de voir les enfants de mes amis passer tellement de temps chez le médecin. Je suis heureuse d'avoir eu le temps d'étudier la question avant d'avoir mon premier enfant. Mon aîné a reçu une série de vaccins pour entrer à l'armée (il a alors été malade quelques jours) mais au moins, il avait un corps d'adulte pour lutter contre toute cette saleté.»

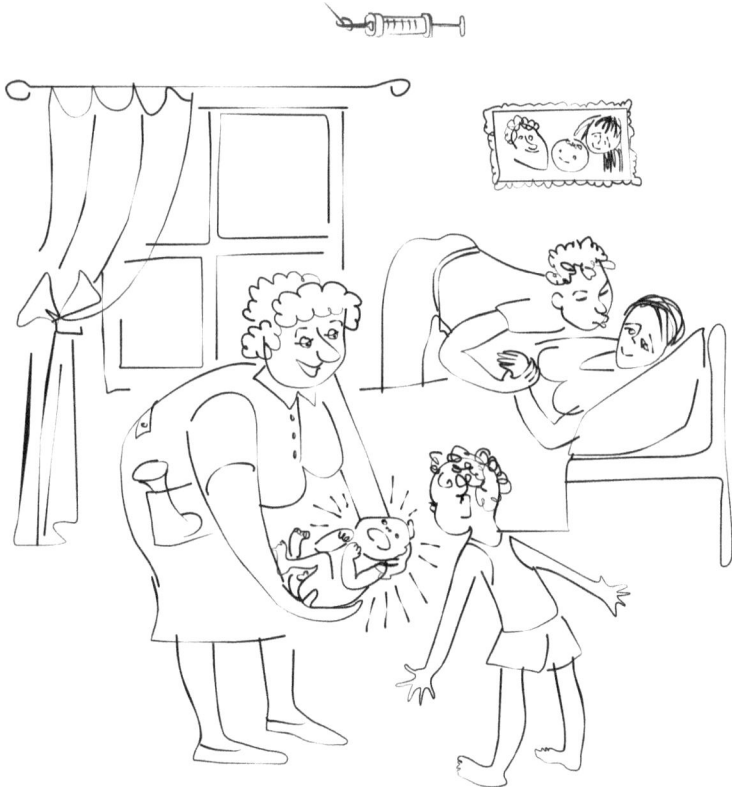

«Mes deux garçons n'ont reçu aucun vaccin et sont en très bonne santé. Le grand est né à l'hôpital car nous n'avions pas le courage de tenter d'accoucher à la maison. Nous avions averti les médecins qui étaient d'accord de ne pas vacciner à la naissance.

Par contre, ils voulaient lui donner la Vitamine K en injection, ce que nous avons refusé. Le plus jeune est né à la maison, dans sa propre chambre, avec une sage-femme. Aucun médicament, une naissance naturelle (comme le premier). Nos deux enfants sont magnifiques, intelligents, actifs et en bonne santé. Ils vont à l'école publique et, au contraire de ce que les gens pensent, n'ont pas besoin de vaccinations pour fréquenter l'école.

La seule fois qu'une aiguille a touché leur corps, c'est lorsque l'aîné a décidé de se coucher sur sa planche à roulettes pour descendre la colline, et a heurté une voiture à l'arrêt. Il s'est ouvert le bras et a dû être recousu sous anesthésie locale. Sa mère et moi avons décidé de plutôt déménager que d'accepter des vaccinations obligatoires. Nous sommes reconnaissants de garder notre liberté de choix grâce aux exemptions. Avoir deux parents médecins est un plus pour nos enfants car nous savons comment les soigner. Une bonne nourriture, de l'exercice, du repos et des soins réguliers en chiropraxie sont très importants pour la santé de nos enfants.»

Jason Williamson DC, Great Lakes Family Chiropractic, www.drjasonw.com

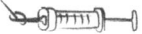

«Ma fille de trois ans n'a reçu aucune vaccination. Elle est en bonne santé et intelligente et a fréquenté la garderie depuis l'âge de 18 mois. Elle ne boit que du lait cru et n'a jamais pris de paracétamol ni d'antibiotique. Elle n'a ni asthme, ni allergies, ni eczéma et fait ses rhumes très vite. Elle a fait une seule bronchite, guérie en trois jours et quelques otites guéries grâce à de l'huile d'ail. Elle est en pleine forme et je suis très heureuse de ma décision de ne pas la vacciner.»

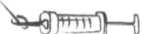

«Je suis maman de quatre filles de 8, 6, 4 et 1 an. J'avais déjà une très bonne éducation lors de la conception de mon premier enfant, avec un diplôme de biologie humaine et un doctorat en chiropraxie. Je savais depuis le début que je ne vaccinerais PAS mes enfants et ne leur donnerais des médicaments qu'en cas d'absolue nécessité. Aujourd'hui, aucune de mes filles n'a reçu de vaccins ni d'antibiotiques pour une infection, et je ne leur ai jamais donné de fébrifuges. Les quatre filles sont en excellente santé et ne manquent jamais l'école. Nous n'allons jamais chez le pédiatre. De temps en temps, elles ont un rhume ou quelques vomissements, mais elles ne sont jamais malades. En plus de l'abstention vaccinale, je fais ma part en équilibrant leur colonne vertébrale par la chiropraxie et en leur donnant des aliments sains.

Deux de mes filles fréquentent actuellement l'école publique et elles sont très bonnes élèves. Toutes les quatre ont parlé tôt et bien et ont de bonnes capacités motrices.

Je vois dans ma clientèle tellement d'enfants vaccinés qui ont souvent des allergies alimentaires ou saisonnières. J'ai travaillé avec un médecin qui traite des autistes et souvent observé le rapport direct avec les vaccinations, ainsi que d'autres réactions après des vaccins. Ceci m'a confirmé dans ma décision de ne pas vacciner.»

Kelly L. Borchers, D.C., Valley Health Center, D.C. 423 West Main St.,Tipp City, OH 45371, 937.667.2222

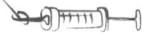

«Nous écrivons cette histoire pour montrer aux autres parents pourquoi la décision de ne pas vacciner nos enfants a été la bonne pour nous. Ma fille est née le 15 février 2009, en bonne santé et à terme avec un poids de 3 kg. Je l'ai allaitée entièrement et elle faisait déjà ses nuits à l'âge de trois semaines! Toujours en bonne santé et heureuse, à quatre mois elle tenait sa tasse à bec et buvait de l'eau. A six mois elle disait «mama, papa, dada» et utilisait le langage des signes et à neuf mois elle marchait. Elle a maintenant trois ans et n'a eu qu'un seul rhume depuis sa naissance. Elle pèse 13 kg et mesure 94 cm. Elle forme des phrases complètes et grandit bien dans tous les domaines. En tant que parents, nous pouvons dire sans l'ombre d'un doute que ne pas la vacciner était le meilleur choix possible. Pendant la grossesse, nous avons fait nos «devoirs à domicile», lu beaucoup de livres et parlé à plusieurs médecins au sujet de notre choix de ne pas vacciner. Nous continuons à étudier et à informer les gens autour de nous, les encourageant à penser à leur choix en tant que parents et à prendre les bonnes décisions pour eux et leur famille.»

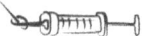

«Haven, notre fille de trois ans, n'a jamais été vaccinée et est en excellente santé. Elle n'a vu un médecin que deux fois, une fois pour un contrôle de routine et une fois pour des douleurs de dentition. Elle fréquente la garderie depuis l'âge de six mois et a été très rarement malade. Un soir, elle a eu mal au ventre, vomi deux fois pendant la nuit et était en pleine forme le lendemain matin. Elle a eu deux ou trois rhumes clairs avec une petite toux, qui ont duré trois jours.

Dans sa garderie, il y a eu une épidémie de «pieds-mains-bouche» et quelques enfants malades du Rotavirus. Elle n'a jamais rien attrapé car elle a une excellente immunité, grâce à Dieu. Elle mange chaque jour des acidophiles et souvent du kéfir et nous avons une nourriture biologique. Elle n'a jamais mangé de nourriture ni de boissons industrielles, ni de bonbons, sauf les gâteaux aux goûters d'anniversaires et elle n'a bu qu'une ou deux fois des jus de fruits. Nous ne regardons pas la télévision et sommes le plus actifs possible, avec des promenades quotidiennes et de la natation. Nous nous sentons privilégiés de la voir grandir ainsi, une fillette de trois ans en parfaite santé et qui apprend vite. Nous n'avons certes aucun regret de ne pas l'avoir vaccinée, surtout en pensant que les maladies contre lesquelles on les vaccine sont celles qui les menacent avant l'âge de deux ans.»

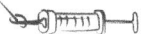

«Un couple voisin qui venait d'avoir un bébé m'a demandé si j'allais vacciner celui que j'attendais. Cette question était une chance, car je n'avais jusque là jamais entendu parler de gens qui ne vaccinaient pas leurs enfants. Nous pensions simplement que vacciner était une bonne chose et que tout le monde devait le faire. Je me mis à étudier le sujet et lors de la première visite au pédiatre, j'étais sure déjà de ne pas vouloir vacciner. Les médecins nous interrogèrent pendant deux heures, et mon mari et moi, en larmes, avons abandonné la lutte et permis qu'ils lui fassent trois vaccins ce jour là. Ce fut une expérience atroce et nous avons alors presque décidé de continuer à vacciner comme la majorité des parents.

Mais Dieu en avait décidé autrement, car la veille du jour où il devait recevoir ses deuxièmes injections, je fus invitée à un cours d'homéopathie donné dans le cadre de notre coopérative locale d'alimentation. Pendant le cours, l'homéopathe a parlé des vaccinations et tout ce qu'il nous enseignait me paraissait logique. Rentrée à la maison, j'ai continué mes recherches toute la journée. Lorsque mon mari est rentré du travail, le plancher du premier étage était entièrement couvert de documents. Nous avons pris notre décision ce soir là: pas d'injections. Depuis, j'étudie les vaccinations et je suis maintenant homéopathe. Lorsque j'ai reçu mon diplôme de fin d'études (mon bac), je suis retournée à l'école et j'ai étudié avec succès pendant quatre ans à l'académie homéopathique du Minnesota.

La simple question de ces voisins nous demandant si nous allions vacciner notre enfant a vraiment lancé notre famille dans une grande aventure. Cela m'a pris douze ans pour comprendre profondément ce que c'est que de croire aux vaccins. Je comprends pourquoi les gens y croient et pourquoi cela paraissait une bonne idée. J'accepte que les vaccins puissent être bons dans certains cas et ne suis pas de ceux qui croient qu'ils sont tous mauvais. Je sais qu'on nous a dit beaucoup de mensonges sur leurs succès et que les maladies dont la disparition a été mise sur le compte des vaccinations avaient déjà disparu avant l'ère des vaccins. J'ai conclu que, même si un vaccin peut être bénéfique, si l'on tient compte du tableau global, les ADN étrangers, les virus, bactéries et toxines que nous injectons dans notre flux sanguin sont plus dangereux et agressifs pour notre santé à long terme que les bénéfices possibles que peut offrir un vaccin. Pour moi, ce n'est plus important de décider si les vaccins sont «bons ou mauvais», mais plutôt de juger quelle est l'option la moins dangereuse pour mes enfants. Cette compréhension de notre choix de ne pas vacciner m'a apporté beaucoup de paix. Tous les parents peuvent comprendre cela. Nous faisons de notre mieux.

J'ai quatre enfants non vaccinés, de 13, 10, 8 et 6 ans. Mon fils a besoin apparemment de se casser les bras et une de mes filles a eu une otite à quatre ans, mais à part cela ils n'ont eu aucune raison de voir de médecins. Ils n'ont ni eczéma, ni psoriasis, ni asthme, ni allergies. Ils ne sont pas autistes et n'ont aucun problème d'apprentissage.

Ma sœur a trois enfants. Deux d'entre eux aujourd'hui sont entièrement vaccinés et souffrent d'asthme. Le deuxième, en plus de l'asthme, a aussi des allergies alimentaires et de graves problèmes cutanés. Je ne sais pas ce qu'il en est pour leur troisième enfant, mais il me semble qu'ils réfléchissent à ne pas le vacciner. Notre voisin a une fille autiste qui était une douce petite fille normale qui parlait et jouait normalement jusqu'à son vaccin ROR. Un mois après, elle ne parlait plus et ne communiquait plus. C'est très triste.

Chaque jour, je suis reconnaissante de ne pas avoir vacciné. Mes enfants sont heureux et en bonne santé. Il est inutile de dire qu'ils savent beaucoup de choses sur les vaccins et que le sujet les passionne. Même sans vaccins, je reste attentive à leur santé. Nous essayons de nous nourrir le plus biologiquement possible et un fermier nous livre du lait cru, du fromage et de la viande biologiques. J'ai toujours rêvé que quelqu'un fasse une recherche sur la santé des enfants non vaccinés. Je suis heureuse que vous montriez ces informations à la face du monde. Nous espérons que notre famille est un bon exemple d'enfants en parfaite santé, libres de toxines. Nous nous sentons bénis!»

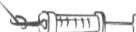

«J'avais dix neuf ans lorsque mon fils est né et ma fille est née deux ans après. Tous deux ont reçu les vaccins de routine, dans les temps réglementaires. Ces deux enfants ont eu toutes les maladies«normales» de l'enfance, ainsi que d'autres maladies moins normales. Mon fils : beaucoup d'otites, malade tout le temps, souvent des fièvres. Le médecin lui prescrivait sans cesse des antibiotiques et nous l'avons presque opéré des oreilles (pose de diabolos* dans les tympans). Plus tard, il reçut le diagnostic de dyslexie.

Ma fille aussi était souvent malade. Une fois, elle allait si mal que le médecin l'envoya à l'hôpital pour une ponction lombaire quand elle avait quatre mois, mais elle n'avait pas de méningite.

Jamais aucun médecin ne m'a informée sur les effets secondaires des vaccinations.

Lorsque vint mon troisième enfant, en 1983, mon fils avait quatre ans et sa sœur deux ans. Le bébé a reçu un ou deux vaccins, et c'est tout. Fini les vaccins.

En 1988, ma dernière fille est née à la maison et elle n'a jamais été vaccinée. Mes deux filles cadettes n'ont jamais eu les maladies «normales» de l'enfance. La troisième n'a jamais été malade, la plus jeune a eu à deux ans un épisode de vomissements où elle rejetait tout sauf le lait maternel. Je l'allaitais régulièrement et essayais les autres aliments un à un sans succès. Cela dura trois semaines et tout redevint normal. Elle a aussi eu un impétigo pour lequel elle a dû recevoir des antibiotiques.

La différence entre les deux premiers et les deux derniers est remarquable quand à la fréquence de leurs maladies.

J'ai vu le même phénomène avec mes petits enfants : les deux ainés de mon fils ont été abondamment vaccinés jusqu'à l'âge de quatre ou cinq ans et ils étaient tout le temps malades, l'ainé ayant aussi des problèmes d'apprentissage. La troisième n'a pas été vaccinée et est beaucoup moins malades que ses frères. Lorsque ma belle fille leur a supprimé les produits laitiers et le blé, nous avons noté une nette amélioration de leur comportement et de leur santé!

Mes filles n'ont pas vacciné leurs enfants...résultat: aucune otite chronique, aucun problème respiratoire chronique, aucun problème d'apprentissage...jusqu'à ce jour!

Le fiancé de ma fille a vacciné récemment son fils... résultat: l'enfant a eu une convulsion deux semaines après et le médecin lui a dit que c'était «normal»!

Oui, il faut croire que des enfants chroniquement malades avec des convulsions et des problèmes d'apprentissage, c'est la nouvelle «norme». Quel dommage que les médecins ne sachent plus à quoi ressemble un enfant en bonne santé!»

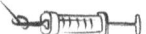

«J'ai une fille de quatre ans qui n'est pas vaccinée...elle a seulement reçu à la naissance une injection de vitamine K sans qu'on nous demande notre avis. Elle a été nourrie artificiellement et notre alimentation n'est pas la meilleure (ma femme et moi ne sommes pas du même avis sur ce sujet, parmi d'autres...mais surtout l'alimentation). Nous mangeons trop de sucre et pas assez d'aliments crus; c'est un compromis. Qu'il en soit ainsi, pourvu qu'on évite les injections.

Ma femme était d'accord de ne pas la vacciner, SEULEMENT parce que dans sa famille un enfant est mort après la vaccination ROR ...bon...ma fille a souvent vu le médecin pour des otites et des infections à streptocoques et elle a reçu des antibiotiques. C'était surtout les trois premières années, et les visites chez le médecin se font maintenant plus rares et plus espacées. La dernière fois, le médecin a parlé d'asthme, mais je n'y crois pas. Elle a pris quelques fois le médicament prescrit, mais nous l'avons arrêté. Elle pourrait être allergique à notre chat, qui reste maintenant dehors et elle a l'air d'aller bien. Mentalement, c'est une enfant magnifique, intelligente et communiquant bien, agréable et aimant apprendre. Elle me paraît en avance sur beaucoup d'enfants de son âge. Je suis sur que si elle avait été nourrie au sein et mangeait correctement, elle n'aurait jamais été malade. J'ai 40 ans. J'ai reçu quelques vaccins, pas beaucoup. Enfant je n'étais pas spécialement malade. J'ai aussi été nourri au biberon. Le système de défense immunitaire se fortifie plus tard si vous êtes nourris au biberon, cela prend juste plus de temps.

De nos jours, la combinaison vaccins-mauvaise alimentation et biberon, c'est la recette pour un désastre.»

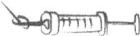

«Maman d'un enfant non vacciné, je suis reconnaissante et soulagée d'avoir étudié avant sa naissance les vaccinations de l'enfance. J'ai pu ainsi choisir en connaissance de cause de ne pas accepter la vaccination contre l'hépatite B proposée à la maternité. J'ai aussi pu éviter le rappel rubéole qu'ils ont voulu me faire après la naissance. Ce vaccin aurait pu se transférer par mon lait à mon fils et léser son système immunitaire.

Mon fils n'a pas été malade jusqu'à l'âge de six mois, où sa babysitter lui a passé son rhume. Il me semble que son système immunitaire se développe bien. Petit, il a eu deux fois un refroidissement, guéri en 24 heures. Il jouait normalement alors que les autres enfants infectés étaient au lit. A seize mois, il a attrapé la roséole, et c'est la plus grave maladie qu'il ait eue. Le médecin n'a même pas donné le bon diagnostic, qui fut évident quand l'enfant développa son éruption après la fièvre, éruption qui dura 24 heures. Je n'ai jamais douté qu'il soit capable de surmonter les autres maladies d'enfance. Si les parents surveillent l'enfant et la température en lui donnant bien à boire, il n'y a aucun problème.

Mon fils n'a jamais eu d'otite ni reçu un antibiotique. Quand il est malade (sauf lors de la roséole), il garde toute son énergie et le seul symptôme sont les vomissements.

Il est éveillé et connaît des centaines de mots. Ses yeux sont brillants, il est bien socialisé, très actif et bien en avance dans tous les domaines. Il me parait plus éveillé et communicatifs que la plupart des autres enfants. Au parc, il s'approche des autres petits pour jouer avec eux même si ceux-ci ne lui répondent pas. Son nez ne coule jamais. J'ai parlé avec des parents d'enfants vaccinés qui disent que le nez de leur enfant ne cesse jamais de couler, même quand ils ne sont pas malades.

Mon frère a sept enfants, dont les trois derniers ne sont pas vaccinés. Une de ses filles, qui est au jardin d'enfants est rarement malade, alors que ses frères et sœurs vaccinés le sont plus souvent. Elle n'attrape pas leurs rhumes et refroidissements. Elle a eu une angine à streptocoques, a reçu des antibiotiques et va bien. Elle l'a attrapée au jardin d'enfants et c'est la seule fois qu'elle a été malade pendant toutes ces années. Au début, ma famille n'a pas compris pourquoi j'avais choisi de ne pas vacciner mon fils, mais maintenant ils me soutiennent tous à cent pour cent. Le père de mon enfant a toujours soutenu ma démarche loin des vaccins. Nous avons une assurance maladie relativement compréhensive (Kaiser) et ils ne discutent pas nos décisions. J'ai changé de médecin au début car le pédiatre était désarçonné par mon choix. Maintenant, son médecin nous comprend absolument et ne nous pose pas de questions. Je ne fais du reste pas de visites de contrôle car il est évident aux yeux de tous que mon fils est en excellente santé et je n'ai pas envie de refuser les injections qui motivent les visites.»

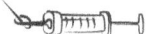

«Ma fille non vaccinée vient d'avoir neuf ans. Tout ce que je peux dire est qu'elle a une santé incroyable malgré le fait que j'aie dû stopper l'allaitement quand elle avait deux semaines. Mes trois autres enfants vaccinés, que j'ai allaités entre 9 et 22 mois n'ont jamais été en si bonne santé qu'elle, surtout pendant les premiers cinq ans de leur vie. Ma fille n'a aucun problème d'apprentissage. Elle est athlétique, aime la musique et les arts et a énormément d'amis.

J'essaye au maximum de donner à mes enfants une alimentation saine et fais tout moi-même à la cuisine. Nous buvons du lait cru et je fais du bouillon avec les os. Je fais germer mes graines, les mouds et les trempe. Ma fille non vaccinée aime la nourriture industrielle et ne se retient pas lors des invitations...et pourtant, elle ne tombe pas malade. Je traite tous mes enfants par l'homéopathie, les plantes et le repos quand ils ont un rhume ou une infection. Nous n'utilisons aucun produit pharmaceutique.»

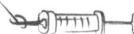

«J'ai une enfant complètement vaccinée et guérie d'un trouble du spectre autistique.

Ma fille de 16 ans absolument non vaccinée est en excellente santé. Elle n'a jamais eu d'otite et n'a même pas un rhume par année. Elle n'a aucune allergie ni aucun problème de santé. Elle n'a vu un médecin que deux fois dans sa vie (dont à la naissance) car elle n'a jamais été assez malade pour que cela vaille la peine de consulter un médecin. Je suis certaine qu'elle aurait des problèmes de santé si elle avait été vaccinée comme sa sœur.»

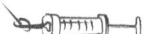

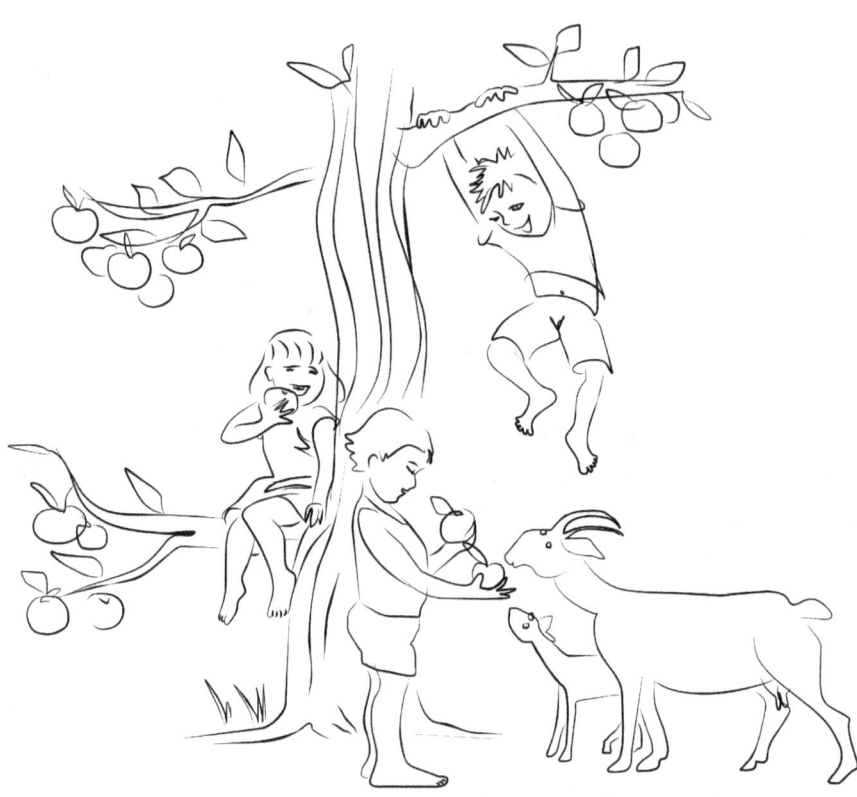

«En réalité, notre histoire est très simple. Nous sommes les grands parents de Thomas 7 ans, William 5 ans, and Naomi 3 ans. Les trois enfants sont non vaccinés, nés et élevés naturellement, allaités jusqu'à ce qu'ils se sèvrent eux-mêmes à deux ans, deux ans et un an, respectivement. Ils mangent des légumes et des fruits biologiques, de la viande biologique produite à la maison, des céréales complètes, du miel cru, et beaucoup de petits fruits de noix et de graines. Deux des enfants adorent le lait de chèvre cru et le fromage de chèvre.

William réagissait aux produits laitiers de vache et de chèvre, au beurre d'arachides et à certains poissons, et vomissait quelques minutes après les avoir ingurgité. D'après les derniers tests d'allergies, il n'est plus sensible qu'au poisson. Il a aussi un asthme discret pour lequel il prend parfois des médicaments.

Je considère que mes trois petits enfants sont en excellente santé. Quand ils ont un rhume, c'est fini en un jour ou deux. Dans le domaine des maladies d'enfance, ils ont été plusieurs fois exposés à des cas de varicelle mais doivent être immunisés car ils n'ont jamais eu de symptômes.

Leurs dents sont parfaites, aucune carie. Il n'y a pas de fluor dans notre eau et nous utilisons des dentifrices naturels. Aucun des enfants ne porte de lunettes. Ce sont des enfants joyeux, heureux, brillants. Voilà!»

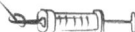

«J'ai trois enfants très beaux et en bonne santé de 10, 8 et 2 ans. Nés en Californie, ils ont dû recevoir l'injection de vitamine K, m'a expliqué l'infirmière. Ils n'ont jamais eu d'autres injections et sont tous en excellente santé, avec parfois un petit rhume. Partout où je les emmène, j'entends que les gens les trouvent bien dans leur peau.

J'achète de la nourriture biologique, du bœuf élevé naturellement, des poulets libres de courir, du lait de vache cru. J'utilise de l'eau distillée pour mes préparations culinaires et les boissons, et je pense que cela fait une grande différence au niveau santé globale. Je ne restreins pas mon budget d'alimentation mais je n'ai aucune dépense de soins médicaux sauf pour le dentiste.»

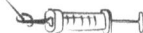

«Je suis chiropraticien. Beaucoup de gens pensent que cela signifie que je suis simplement contre tout ce qui est médical, mais ce n'est pas le cas. J'ai senti qu'avec les connaissances et l'information que j'avais avant d'avoir des enfants, j'étais responsable d'étudier et de décider pour moi-même.

Après avoir relu mes informations, j'ai vraiment ressenti qu'on donnait trop de crédit à la thèse prétendant que les vaccinations pouvaient éliminer ou traiter les maladies. J'ai aussi décidé que l'injection de toutes ces toxines directement dans le flux sanguin pouvait être dangereuse.

Je n'ai vacciné aucun de mes trois enfants. En mars 2102, ils ont 10, 8 et 4 ans. Trois garçons qui n'ont JAMAIS été vaccinés. Ils n'ont jamais eu d'otites. Il est vrai qu'en tant que chiropraticien, je les traite pour qu'ils restent en bonne santé. Cela ne veut pas dire qu'ils soient protégés par un écran invisible, mais si on les compare aux enfants de leur âge, ils ne sont pratiquement jamais malades.

Quand mes enfants ont un rhume - une fois chaque deux ou trois ans - cela dure une demi-journée et c'est fini. Ils ne manquent presque jamais l'école. Pour les maladies pour lesquelles on vaccine, ils ont tous fait la varicelle, très légère aussi.

Mes trois enfants sont brillants à l'école et en bien meilleure santé que leurs camarades. C'est amusant, notre faisons du covoiturage avec une famille voisine. Les six enfants sont ensemble dans la même voiture, ils fréquentent la même école et jouent souvent les uns chez les autres. Les voisins ont beaucoup manqué l'école cette année, l'un d'entre eux quinze fois. Leur grand père est assistant de médecin et s'assure de protéger sa famille grâce à la vaccination contre la grippe. Quelques après l'injection, deux ou trois des enfants font la grippe.

Mes gosses sont très actifs, ils adorent l'école et sont très positifs, voyant la vie avec optimisme. Comme chiropraticien, j'ai vu beaucoup d'enfants qui allaient bien jusqu'à leurs vaccins. C'est très triste de voir un enfant autiste ou souffrant de séquelles neurologiques. La plupart des parents que je connais croient aux vaccins contre la grippe, aux antibiotiques et aux médicaments au moindre rhume.

Je ne peux exprimer assez à quel point la santé de mes enfants est remarquable. Je suis heureux de n'avoir pas obéi à la propagande et la fausse science au sujet des vaccins (c'est mon opinion). Mon ainé aura onze ans cette année. Il a perdu un de ses copains que nous aimions, décédé à la suite de vaccins.

Quand le père a accusé les vaccins, le médecin a menacé de le dénoncer à la police.

Je ne permettrai jamais que mes enfants soient empoisonnés. Si les vaccins sont si anodins, je défie les vaccinalistes de recevoir eux-mêmes une dose équivalente en proportion de leur poids.»

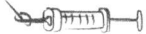

«Je ne suis pas 100% sure de la raison pour laquelle ma mère n'est pas vaccinée, mais je crois que c'est à cause de mon oncle, son frère ainé, qui était tombé d'une voiture en marche. Il avait eu un traumatisme crânien et ne fonctionnait plus comme avant. Mes grands parents le montrèrent en vain à toute une série de médecins spécialistes. Quelqu'un leur parla d'une chiropraticienne et ils allèrent la voir en désespoir de cause. L'enfant ressortit de son cabinet sur ses deux pieds! A la suite de cela, mon grand père fréquenta l'école de chiropraxie de Palmer. Je pense qu'il jugeait que si un chiropraticien réussissait après qu'aucun médecin n'ait trouvé de solution, la chiropraxie pouvait tout guérir.

Le raisonnement de ma mère est un peu différent, en relation avec ses frères cadets. Elle est la cinquième de sept enfants. Elle est aussi chiropraticienne, nous le sommes tous, mais lorsque ma grand'mère commença son travail d'accouchement, on lui donna une légère anesthésie, ou quelque chose pour diminuer les douleurs. Le travail cessa et le bébé eut une souffrance cérébrale, dont on fit le diagnostic après la naissance. Il est presque mort et est resté handicapé. Maintenant, nous avons nos bébés sans antidouleurs. La peur de ma mère que cette situation se répète s'est ancrée en nous tous. Ma mère donne ceci comme raison, mais c'est aussi parce que nous sommes une famille de chiropraticiens. Mes enfants ont été en meilleure santé que beaucoup de gosses que nous connaissons. Les gens qui savent que nous ne vaccinons pas viennent me voir s'il y a un soupçon d'épidémie à l'horizon. Nous leur assurons que nous allons bien et faisons davantage de traitements en chiropraxie. Mes raisons viennent donc de ma mère et de ma grand'mère. Mes frères et sœurs et moi n'avons jamais eu de maladies graves, aucune chirurgie, pas de tubes dans nos tympans. Ce témoignage me suffit pour garder mes enfants loin de toutes les saletés qu'ils veulent injecter à des bébés innocents âgés de quelques heures.»

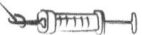

«L'accouchement fut une histoire à lui tout seul, dont la fin est la plus belle partie. Steele a littéralement sauté du corps de sa maman et la sage-femme l'a rattrapé au vol. Vous auriez dû voir sa tête! Comme je suis un médecin vitaliste j'ai immédiatement examiné sa colonne vertébrale pour d'éventuels problèmes à équilibrer. Pendant des heures, elle dormait ou tétait. Nous étions tous dans notre lit à la maison, en paix et dans l'admiration de l'œuvre de Dieu.

Il n'y eut aucune intervention humaine pendant tout le processus, pas d'ultrasons, pas d'hyperglycémie provoquée, rien. Steele a neuf mois maintenant et a été allaité tout ce temps. Cela fait un mois qu'elle mange de la nourriture solide biologique et elle a commencé à marcher à huit mois et demi. Maintenant, elle court. A part courir après ses parents, ce qu'elle préfère faire est de lire. Elle s'assied au milieu du séjour avec un livre et parle à haute voix comme si elle lisait.

Ma mère et moi n'étions pas en très bonne santé comme enfants. J'étais malade à la naissance et jusqu'à l'âge de treize ans, sans cesse chez le médecin pour de l'asthme grave et des allergies. Nous étions tous les deux vaccinés. C'est seulement à treize ans que ma colonne a été corrigée et pour maman, c'était à 30 ans (avant sa grossesse). Aujourd'hui, nous sommes tous les deux en excellente santé.

Mais la santé de ce bébé vient d'une autre stratosphère. Sa peau est impeccable, elle a fait ses nuits dès le début et maintenant elle se réveille juste pour téter. Son nez a coulé quand elle a mis ses dents alors que son corps s'adaptait. Nous n'avons pas de thermomètre ni de pédiatre. Elle n'ira chez le médecin que pour une urgence éventuelle, quelle merveille !

Elle est entourée d'enfants tout le temps. Un jour, un bébé très malade est venu chez nous se faire soigner. Grognon, elle avait de la fièvre et le nez plein de morve. Les parents étaient un peu inquiets de la voir près de notre bébé, mais pas nous. Nous savions en fait que si Steeve attrapait la fièvre de cette enfant, ce serait bon pour son corps! Elle n'a même pas eu de rhume.

Sa meilleure amie et sa cousine sont un peu plus âgées qu'elle de quelques mois. Les deux familles ont compris que nous ne vaccinions pas et décidèrent de faire de même ! Les deux ont eu leur colonne équilibrée à la naissance et nous voyons maintenant ces trois petites filles qui jouent, en excellente santé et jamais malades. Steele s'est coupée et la blessure ne s'est pas infectée. Sa cousine a eu une blessure au bras, qui ne s'est pas infectée et a guéri et cicatrisé magnifiquement.

En écrivant ceci, j'imagine amener ma douce fille chez un médecin armé d'une aiguille. Elle me regarderait comme pour dire «POURQUOI, PAPA?» Je peux à peine exprimer la colère qui me submergerait si un médecin nous le suggérait.

Steele, sa cousine et sa meilleure amie sont des preuves vivantes que les vaccins ne sont pas nécessaires. Ma famille nous traitait de fous...jusqu'à ce qu'ils voient ce bébé magnifique. Le choc de la voir en si bonne santé leur a ouvert les yeux.

J'espère que cette lettre peut aider quelqu'un, car les vaccins sont impurs. Ils sont une agression à un être humain et ceux qui profitent du crime devront en répondre dans cette vie ou dans la suivante.»

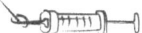

«Après avoir fait une énorme recherche au sujet des vaccinations et parlé avec notre pédiatre, nous avons décidé de nous focaliser sur le maintien du système de défense immunitaire de notre enfant plutôt que de le vacciner et nous en voyons les bienfaits. Notre fils a maintenant neuf ans et il est en excellente santé, sans otites, sans asthme, sans allergies, juste un rhume de temps en temps. Lorsque nous avons parlé au pédiatre de l'épidémie de coqueluche dans notre entourage, il nous a dit que tous les enfants malades qu'il avait vus avaient reçu le vaccin et que les enfants non vaccinés ne l'attrapaient pas! Nous espérons qu'il rencontrera la varicelle le plus jeune possible au moment où elle est la moins forte et qu'il acquerra ainsi une immunité naturelle comme celle que j'ai acquise comme enfant quand ma mère m'a amenée à un goûter d'enfants varicelleux - une varicelle-party!»

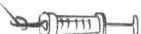

«Il y a un peu plus de dix ans, ma nièce a reçu un vaccin de routine lors de son contrôle d'une année. Jusqu'à ce moment là, ma sœur avait suivi scrupuleusement le plan de vaccinations recommandé. Dans les 24 heures après l'injection, ma nièce a monté sa fièvre à 41 avec des convulsions fébriles et une grosse éruption sur tout son corps. Cette fièvre a duré plusieurs jours. Le médecin a déclaré que c'était impossible que ce soit une réaction au vaccin et que l'enfant devait avoir le SIDA ou une leucémie. Des examens ont été faits, qui étaient négatifs. Ma sœur, très en souci, commença ses recherches au sujet des vaccinations et partagea les informations trouvées avec toute la famille. Bien que les enfants plus grands aient tous été vaccinés, après ce qui était arrivé à cette enfant, tous les membres de la famille se mirent à beaucoup hésiter à risquer de vacciner leurs enfants. Dans notre famille maintenant, seuls les enfants plus âgés que cette nièce sont complètement ou partiellement vaccinés et aucun des plus jeunes n'est vacciné. Aucun de nos enfants n'est mort de varicelle, de coqueluche ou de rougeole. Ils sont tous en bonne santé et intelligents. Ma nièce au contraire souffre d'eczéma chronique et d'anxiété et est considérée comme pré-diabétique.

Ce n'est pas seulement cette expérience familiale qui m'a décidée à ne pas vacciner. J'aime lire et étudier toutes sortes de sujets et c'est ce que j'ai fait avec les vaccinations. La décision n'était pas facile à prendre, ni surtout à la légère. Je continue à me faire du souci et à peser le pour et le contre pour être sure d'avoir raison, mais j'ai choisi de ne pas vacciner notre enfant. Les médecins m'ont traité d'ignorante et de mère insouciante. On m'a bousculée, on m'a menti, les médecins m'ont menacée. On m'a donné de fausses informations pour me faire peur et tenter de me forcer à donner à mon enfant une injection qui me parait plus dangereuse que la maladie contre laquelle elle est censée nous protéger.

Je ne vais pas raconter en détail toutes mes expériences. Mon fils a maintenant un peu plus de deux ans. Il a eu en tout six ou sept rhumes qui n'ont pas duré plus de cinq jours. Il a toussé une fois pendant une semaine, après un des rhumes. A deux ans, il a eu pour la première fois de la fièvre à 38.3, qui a duré moins de douze heures. Quand il est malade, il mange surtout des fruits et des toasts et évite les œufs et la viande, mais il continue à jouer, son regard est normal et il parle normalement. Il a eu un muguet après l'antibiotique reçu à la naissance et a été constipé pendant quelques mois à l'introduction de la nourriture solide. Ce sont les seuls problèmes de santé qu'il a eus.

Il faut dire que j'ai été très prudente par rapport à son alimentation. Il était entièrement au sein jusqu'à l'âge de six mois, puis j'ai introduit les solides, un nouvel aliment par semaine jusqu'à ses un an. Il tête encore la nuit et n'a jamais eu de lait artificiel. J'ai attendu qu'il ait une année pour introduire le blanc d'œuf, le blé et les produits laitiers, et qu'il ait deux ans pour lui donner du beurre d'arachide et du miel (deux de ses cousins sont allergiques aux arachides).

Il n'a jamais eu d'allergie alimentaire mais quelques aliments (cannelle, poivron, saucisses épicées) ont produit autour de sa bouche une éruption de contact qui a disparu en dix minutes après que j'aie nettoyé son visage. Cela peut vous paraître étrange de donner ces aliments à un enfant de deux ans, mais il aime tout. Il mange des champignons à la poêle et adore les oignons. J'ai été prudente quant à son apport en sucre et en produits laitiers. Il boit de l'eau, ou occasionnellement de la camomille sans sucre, ou du lait d'amandes. Il mange beaucoup de légumes et de céréales complètes, est allé chez McDonald deux fois dans sa vie et ne reçoit un dessert que dans les occasions spéciales. Je le laisse manger autant de fruits qu'il veut mais je limite son apport en produits laitiers car le pédiatre m'a dit qu'ils pouvaient favoriser les otites. Mon fils n'a jamais eu d'otite. Je lui donne chaque jour des vitamines et un peu plus de Vitamine C et D quand il rencontre des gens malades.

Au niveau mental, il a été brillant et vif depuis sa naissance. Il parle maintenant presque comme un enfant de trois ans et forme des phrases de quatre ou cinq mots. Il compte jusqu'à 11 et sait le début de l'alphabet. Il bavarde au téléphone avec ses cousins et lorsque je lui donne des instructions verbales en trois étapes pour une nouvelle activité sans démonstration visuelle (trempe le pinceau dans l'eau, puis dans la peinture, puis sur le papier), il comprend et le fait sans problème. Il est actif, gentil, bien socialisé et a déjà le sens de l'humour. Je crois sincèrement que si j'avais suivi le plan de vaccination, ce serait un enfant différent.»

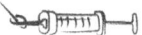

«Je me méfiais des vaccinations car j'avais réagi comme enfant à un test à la tuberculine et je me souviens très clairement de la première fois où on m'a vaccine. La seconde fois, j'ai pleuré et hurlé quand ils ont voulu me vacciner. J'étais souvent malade et suis presque mort d'une pneumonie à l'âge de deux ans.

Lorsque mon fils est né il y a presque cinq ans, j'ai passé des mois à étudier tout ce que je trouvais sur les vaccinations, ce qui me mit en colère et m'attrista. Toutes ces horribles histoires de réactions vaccinales chez des enfants absolument en bonne santé! J'ai vite réalisé que les vaccins me faisaient beaucoup plus peur que les maladies qu'ils sont censé prévenir. J'ai décidé que mon fils ne recevrait aucun vaccin s'il était en mon pouvoir de les refuser.

Je suis heureux de pouvoir dire que mon fils est un des enfants en meilleure santé que je connaisse. Il a un rhume par année, qui passe en quelques jours et il ne parait ni se sent malade alors sauf un nez qui coule et un peu de fièvre. Nous ne voyons le médecin que pour des contrôles. Il est très avancé pour son âge, doux et heureux…une joie pour son entourage. Je ne peux pas être certaine que ce serait différent s'il avait été vacciné mais je crois fermement que ma décision d'allaiter, de ne pas le circoncire, de le nourrir d'aliments biologiques et de ne pas le vacciner ont tous contribué à sa bonne santé et à sa joie de vivre.

Merci beaucoup de réaliser cette étude que les compagnies pharmaceutiques refusent de faire (on se demande pourquoi!!!). Je suis heureuse de participer à tout ce qui peut conduire les gens vers la vérité. Je suis chaque jour très triste de voir tous ces enfants empoisonnés ainsi, ce qui peut les handicaper pour la vie ou les tuer. Je suis reconnaissante d'avoir suivi mon intuition et étudié le sujet.»

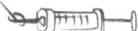

«Cela fait du bien qu'on nous demande: «Comment la décision de ne pas vacciner a-t-elle affecté votre famille?» Pourquoi personne ne nous a posé cette question plus tôt? Nous avons toujours rencontré des gens très critiques qui jugeaient que nous avions pris une décision non seulement mauvaise pour notre enfant mais mettant en danger la société. Notre fille est considérée comme une source de germes, vivant aux côtés de leurs enfants complètement vaccinés.

Depuis dix neuf ans, je suis un chiropraticien de famille intéressé au bien-être. Mon père est médecin et ma mère infirmière. La première fois que j'ai pensé à la question de la sécurité des vaccins, c'était en deuxième année de chiropraxie pendant un cours d'immunologie, cours donné par un professeur qui enseignait aussi à l'Ecole de Médecine Universitaire de Toronto. En étudiant le système immunitaire, comment il fonctionne et comment les vaccinations stimulent ses diverses fonctions, j'ai commencé à penser que vacciner n'était pas une si bonne idée. C'était il y a vingt deux ans. On sait beaucoup plus de choses actuellement sur le système psycho immunitaire, ce qui ne fait que renforcer mes premières questions. J'ai de la chance d'avoir pris ma décision au sujet des vaccins des bébés bien avant d'en avoir moi-même. Et j'ai eu la chance de trouver un mari absolument de mon avis.

Notre fille est étonnante, heureuse, en bonne santé. Elle n'a jamais reçu de médicaments pendant ses dix ans de vie. Elle est en meilleure santé que tout ce que je pouvais imaginer.

Tous nos choix de vie en sont la cause, pas seulement l'abstention vaccinale. Après sa naissance traumatisante, nous l'avons immédiatement rééquilibrée, et nous avons continué à le faire pendant toute sa vie; elle a été nourrie au sein jusqu'à quatre ans et demi; notre alimentation est la meilleure possible la plupart du temps et nous avons respecté ses fièvres. Elle a vu un médecin à deux ans, ce qui était stupide de notre part, mais nous voulions savoir chez qui aller en cas d'urgence. Ce médecin nous a critiqués de ne pas l'avoir vaccinée et a déclaré qu'elle était trop légère, qu'il fallait lui donner des glaces au lait et revenir la peser deux mois après, ce que nous n'avons naturellement pas fait.

Tout cela dit, mon avis est que la majorité des parents de mes clients qui ont fait le choix de ne pas vacciner sont des gens éduqués qui se tiennent au courant des choix de santé en tant que parents très responsables. Et n'est pas une tâche facile que de devenir parents!»

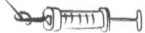

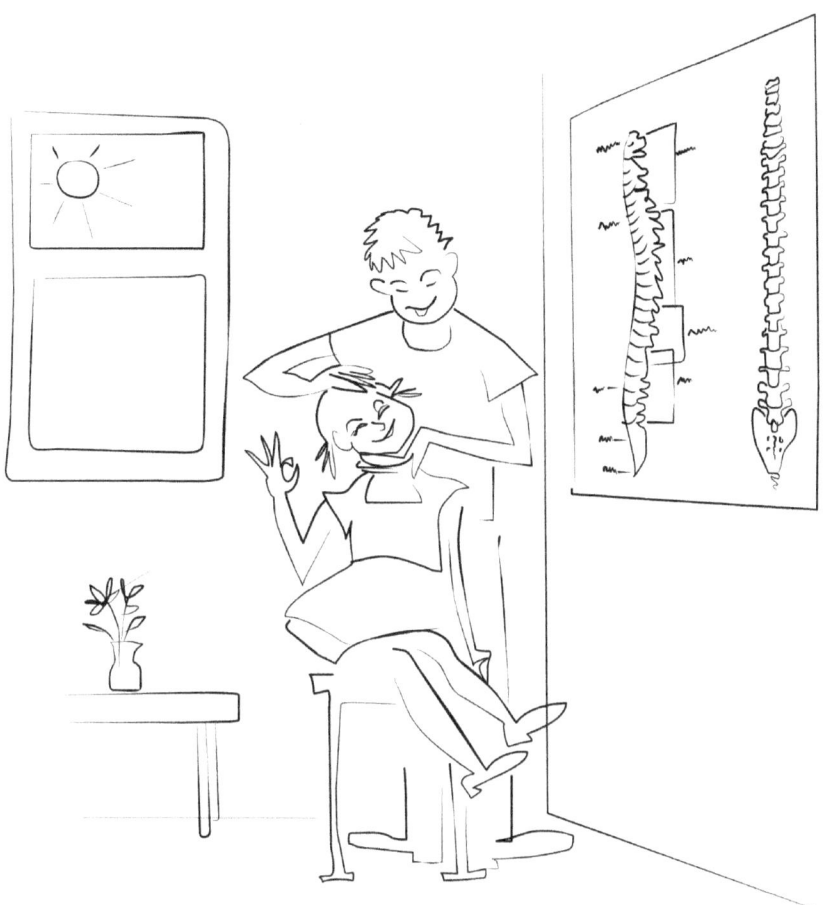

«Ma fille est née à l'hôpital bien que j'aurais préféré une naissance dans l'eau. Elle n'a pas reçu de vaccin à la naissance ni d'injection de vitamine K et j'ai refusé tous les tests qu'ils aiment faire à la naissance, comme celui de l'audition etc. Nous ressentons qu'un nouveau-né a besoin de paix et de calme pendant que son corps s'habitue à son nouvel environnement. Ma fille a maintenant six ans et vit une vie naturelle avec une nourriture biologique. Elle n'a jamais reçu aucun vaccin, aucun médicament prescrit ou non par un médecin et ne va jamais au McDonald! Elle est scolarisée à la maison et a beaucoup voyagé à travers le monde sans problèmes. Elle n'a aucun symptôme, aucune maladie chronique et n'a jamais vu de médecin, mais visite périodiquement un chiropraticien qui l'équilibre.

Elle est très heureuse et passe beaucoup de temps dans la nature qu'elle est libre d'explorer. Elle sait un peu d'espagnol. Nous sommes une famille très unie. Elle va voir ses grands parents en fin de semaine et s'en réjouit beaucoup. Nous espérons que nos efforts pour lui créer un environnement sain seront le gage du bonheur futur de notre fille.»

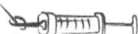

«En 1979, avant la naissance de ma première fille, j'ai eu la chance d'étudier les vaccinations et les bénéfices de l'immunité naturelle. Mon mari, Sam, était étudiant en chiropraxie au Collège Sherman. Nous avions aussi eu le privilège de rencontrer le Dr Robert Mendelsohn*, pédiatre bien connu, qui a écrit « Les confessions d'un médecin hérétique» et plusieurs livres sur les problèmes du modèle médical allopathique qui privilégie les maladies. Ceci fut le début d'un voyage passionnant que je continue encore aujourd'hui et que j'appelle «La révolution de l'éducation en matière de vaccinations».

J'ai cinq enfants non vaccinés en excellente santé, qui sont maintenant de jeunes adultes créant leur propre famille. Dès 1980, mon but a été d'élever mes enfants de la manière la plus naturelle possible selon la volonté de Dieu! J'ai accouché de quatre d'entre eux à la maison avec des sages-femmes, j'ai utilisé la chiropraxie pour équilibrer leur corps si nécessaire et, depuis la naissance, ils ont été normaux, intelligents, bien nourris et protégés de tout ce qui pouvait leur nuire, dans la limite du raisonnable. J'aimais mes enfants comme la plupart des parents et cherchais le meilleur pour eux en tentant d'éviter tous les écueils rencontrés.

Nous voulons tous que nos enfants soient en bonne santé car nous réalisons que la santé est le cadeau qui nous permet de livre librement ! Sans la santé, la moindre chose devient compliquée. Il est clair que les enfants méritent d'être en bonne santé! Nous nous sentons très privilégiés d'avoir découvert les vrais secrets de santé avant la naissance de notre premier enfant. Il ne s'agit pas seulement de savoir «que faire», mais surtout de savoir «quoi ne pas faire». Nous n'avons pas agi de façon conventionnelle…plutôt à la mode d'il y a un siècle! Nos enfants sont de bons élèves, heureux et stables émotionnellement, raisonnables et disciplinés. Ils sont normaux avec chacun une personnalité unique. Mon mari Sam et moi sommes sur la même longueur d'onde quant à leur alimentation, leur éducation et, à la base, nous avons agi autrement que la plupart des parents. Nous croyons en un allaitement long, privilégions le lit familial et l'école à la maison. Nous avons évité pour eux tous les médicaments même ceux qu'on obtient sans prescription médicale. Nous donnions à leur corps le temps de résoudre les problèmes car nous savions que cela stimule le système immunitaire. Aucun de nos enfants n'a eu de maladie chronique ni besoin de soins médicaux. Nous n'avions ni pédiatre ni carte plastifiée d'assurance santé (c'est plutôt la porte vers une assurance maladie!).

Nos enfants ont eu les «maladies d'enfance normales », la varicelle, des rhumes et nez qui coulent, des ganglions enflés et des fièvres; ils étaient malades comme tout le monde. En fait, mon deuxième fils, Austin, est très sensible et fut le seul à avoir eu des défis au niveau santé entre sa naissance et six ans. J'étais parfois debout toute la nuit, manquant de sommeil et un peu effrayée. Mais nous avions fait nos choix et ces moments vécus ont eu pour conséquence une énorme différence au niveau de la santé de nos enfants ainsi que pour leur avenir.

La vie est déjà dure avec des enfants en bonne santé! Je ne sais pas ce que c'est que d'avoir un enfant tout le temps malade, avec de l'asthme, des allergies alimentaires sévères, sans cesse sous médicaments et chez le médecin, peut-être déprimé et anxieux, souffrant de manque de confiance en lui ou de problèmes émotionnels ou d'apprentissage, ou encore en colère, autiste ou diabétique. Je suis très triste lorsque je rencontre des parents d'enfants tout le temps malades, qui souffrent et ont continuellement besoin de soins médicaux. Je me sens bénie d'avoir choisi une autre voie et d'avoir appris les écueils à éviter avant la naissance de notre première fille, Renée, en 1980.

Nos enfants étaient vraiment en bonne santé en comparaison

avec la plupart des autres et c'est pour cela que je me consacre à partager mes expériences car je crois que cela fait une énorme différence. C'est ma motivation et mon appel: je crois que chaque enfant devrait pouvoir exprimer le potentiel de santé que Dieu lui a donné et que ce sont nos actions en tant que parents qui sont importantes. Chaque décision que nous prenons aura une conséquence sur leurs vies.

Mary Tocco, Independent Vaccine Investigator, Public Educator, Natural Healthcare Advocate, www.childhoodshots.com, radio program called Healing Our World (RepublicBroadcasting.org)

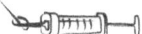

«Notre deuxième enfant, Jordan, est né le 2 juillet 1995, un jour de joie pour ma femme et moi. Nous avions d'autant plus de raisons de le fêter qu'au contraire de son frère né dix huit mois plus tôt, Jordan est né sans incident et était absolument parfait. Notre aîné par contre avait fait après 33 heures de travail une aspiration de méconium et nous fut enlevé dès la naissance par une équipe d'urgentistes. Heureusement, après trois dures semaines aux soins intensifs, il a survécu. A l'heure où j'écris ces mots, il prépare ses examens de fin d'école supérieure.

Je suis docteur en chiropraxie et, entre autres choses, je suis opposé à l'agression du système immunitaire connu comme "vaccinations". Ma femme et moi avions un plan pour la naissance et pour la vie de nos enfants pour qu'ils restent en bonne santé avec un système de défense immunitaire et un système nerveux solides. C'est alors qu'arriva un événement incroyable.

Lorsque Jordan eut quinze mois, nous étions dans une réunion de famille lorsque ma tante, institutrice, mentionna que quelque chose semblait clocher lui et qu'il ne parlait pas du tout. Bien sur, je me suis vexé et ne l'ai pas écoutée, la considérant comme une ennuyeuse dame «je sais tout». Et pourtant, deux mois plus tard, nous avons compris qu'il y avait lieu de se faire du souci.

Nous avons voyagé partout aux Etats-Unis et au Canada pour chercher une guérison ou au moins de l'aide. Lorsqu'on a suggéré l'autisme, je l'ai nié avec colère car mon enfant n'était pas vacciné. Ce genre de chose n'arrive qu'à ceux qui obéissent au système médical et permettent à tous ces poisons de pénétrer dans le corps de leur enfant! Cela devait être quelque chose d'autre. Après avoir vu certains des plus grand spécialistes dans le développement de l'enfant, dont Stanley Greenspan, et une foule d'experts médicaux, chiropraticiens, ou thérapeutes utilisant les médecines alternatives, nous avons accepté le sort de Jordan.

Au contraire des autres enfants autistes, Jordan n'a jamais parlé ni développé des aptitudes qu'il aurait perdu ensuite. Son cas était plus compliqué que «tourner simplement un bouton». Certaines choses étaient consistantes avec le diagnostic d'autisme et d'autres non. Il avait de gros problèmes digestifs (une diarrhée constante comme de la purée de pommes), un bégaiement, le manque de contact oculaire, des aversions alimentaires, une déconnection sociale, des comportements répétitifs, une fascination pour les vidéos, une insensibilité à la douleur et d'autres traits habituels de l'autisme. Mais pourquoi lui? Pourquoi nous? Nous avons tout fait au mieux et notre bébé est prisonnier dans son monde. J'ai commencé à appeler partout pour me renseigner. J'ai alors découvert d'autres chiropraticiens qui avaient aussi des enfants autistes non vaccinés. Bon! Je ne suis pas le seul.

Nous avons programmé un examen en résonance magnétique qui a répondu à une partie de nos questions, car il a montré un cerveau partiellement démyélinisé. Quelle pouvait en être la cause? Mes recherches me montrèrent qu'une des causes possible est l'empoisonnement au mercure.

Je me suis souvenu que pendant les événements autour de notre aîné, ma femme (épuisée et surmenée) avait été séparée de moi et placée dans une autre pièce où elle fut contrainte - malgré notre réticence - à recevoir une injection de Rhogam à cause d'une incompatibilité Rhésus entre elle et notre fils (0 nég. et B pos.). Elle se souvient de n'avoir eu alors plus aucune force pour lutter et n'avait qu'une idée en tête: notre fils luttant pour sa survie. A cette époque, au milieu des années 1990, ce vaccin était bourré de mercure. J'avais toujours suspecté que c'était un taux élevé de mercure dans son corps qui était la cause du défaut de développement du cerveau et du système nerveux de Jordan, car il fut conçu seulement neuf mois après la naissance du premier.

Il y a peut-être un facteur génétique qui favorise l'intoxication au mercure. Il y a peut-être un lien entre la toxicité venant de la mère et le développement du nouveau-né. Je sais que toute chose a une cause et à ce point de notre histoire, avec un fils de 17 ans qui ne parle pas, ne communique pas et a besoin de soins 24 heures sur 24, mes croyances me poussent à croire que c'est l'injection de Rhogam qui a causé l'autisme de Jordan. C'est pour moi la seule explication logique de ce mystère, car lui-même n'a reçu au cours de sa vie ni médicaments ni injections.»

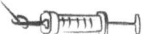

«Je ne suis pas certaine de la cause de l'autisme de mon enfant, mais je sais qu'il est autiste! Quelle triste maladie. Il n'a reçu aucun vaccin car nous avons arrêté de vacciner il y a dix ans. Cependant, pendant la grossesse, j'ai reçu une injection de Rhogam, produit qui contient du mercure. De plus, il a reçu des antibiotiques par mon lait à deux mois, puis des fébrifuges à treize mois pour une fièvre avec convulsion.

C'est alors qu'il a commencé à régresser et il a reçu à deux ans le diagnostic d'autisme. Il a six ans maintenant et ne parle pas vraiment. Il dit «mama» sans trop savoir quand et produit quelques sons. Parfois, il obéit à des ordres comme «Assieds-toi». Son corps a six ans et ses facultés de communication sont celles d'un bébé d'un an.

Quand il reçut son diagnostic, nous avons remplacé tous les produits de nettoyage chimiques par des produits naturels, par exemple aux écorces d'orange. Nous avons liquidé nos casseroles en aluminium, remplacées par de l'acier inoxydable et nous ne chauffons plus notre nourriture dans du plastic.

Nous faisons encore des popcorns dans le micro-onde et ne sommes pas capables de manger absolument sainement mais ce sera la prochaine étape. Je ne pense pas que mon fils puisse un jour vivre de façon indépendante. Il ne fait pas encore ses besoins sur le pot bien qu'il commence tout doucement l'école enfantine.

Nous avons dans la famille des Asperger* et je crois que le mercure a stimulé son autisme.»

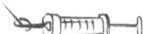

«Avant que notre premier enfant naisse, nous ne savions pas si nous allions le vacciner, nous étions hésitants. Notre intuition nous disait que quelque chose clochait, et la société prétendait que nous devions le faire. Nous avons réalisé que pour dissiper nos doutes nous devions étudier et apprendre. Nous avons commencé par une vidéo très scientifique du Dr Tenpenny, pleine d'informations. Cette vidéo m'a vraiment ouvert les yeux sur le pouvoir financier et l'influence de l'industrie pharmaceutique, malheureusement et incroyablement aux dépens de sacrifice de nos enfants. Nous avons regardé d'autres vidéos et lu les livres de Barbara Loe Fisher. Ce qui nous décida finalement fut de lire l'étude indépendante faite sur la côte Ouest des Etats Unis (Generation Rescue) qui montre la grande différence au niveau de la santé et des facultés mentales entre les enfants vaccinés et non vaccinés. Nous avons décidé alors que les risques des vaccins sont plus grands que leurs bénéfices.

Nous en savions assez pour prendre la bonne décision pour notre enfant et nous sommes très heureux de l'avoir prise.

Notre aîné a maintenant six ans et le deuxième trois ans. Ils sont les deux en excellente santé et ont construit naturellement leur système immunitaire. Ils reçoivent une bonne nourriture et de l'amour et nous ne voulons pas introduire de toxiques chimiques dans leur corps. Ils n'ont jamais pris de médicaments et n'ont jamais eu de maladie grave. Autour de nous, nous voyons constamment des enfants qui sont malades tout le temps : fièvres élevées, otites, toux chroniques, viroses aigues, hospitalisations. Rien de tout ça chez nous. Ces maladies semblent très normales dans notre société.

Nos enfants ont des rhumes avec un nez qui coule, et cela dure 24 à 48 heures avec des petits remèdes.

Nous sommes au premier rang pour voir la différence entre nos enfants et ceux de nos voisins, qui sont vaccinés. Nous espérons qu'assez de parents soient informés pour qu'un jour la norme soit de ne pas vacciner mais de soutenir l'enfant dans la construction de son immunité naturelle, pour toute la vie.»

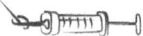

«Nous avons quatre enfants dont deux non vaccinés. Les deux ainés ont reçu des vaccins pendant les deux premières années de leur vie. Après quelques réactions désagréables chez le deuxième, nous avons commencé à lire de plus en plus sur le sujet des vaccins et nous avons réalisé que quelque chose ne joue pas avec cette approche. Il me semblait que trop de substances dangereuses et inutiles pénétraient dans le corps de mon bébé tout neuf. Nous sommes si prudents autour de nos enfants dans tous les autres domaines, nous assurant que nous les portons de manière juste, que nous les nourrissons correctement etc., mais pas dans le programme vaccinal! Incroyable!

Nos deux plus jeunes, âgés maintenant de deux et quatre ans ont voyagé autour du monde sans avoir reçu aucun vaccin. Nous avons vécu au Népal et en Inde ces six dernières années sans aucun problème. Ils sont les enfants en meilleure santé que je connaisse, probablement parce que je les ai allaités pendant plus d'une année et leur ai donné beaucoup d'alimentation fermentée, de fruits et de légume, et peu de sucre. Leur système de défense immunitaire est très solide. Mon premier fils, le plus vacciné, a eu beaucoup de problèmes de santé, comme des symptômes de

THADA, de nervosité, des otites (bien sur, il buvait beaucoup de lait pasteurisé avant que nous sachions qu'il ne fallait pas) et plusieurs fois des maux de têtes durant toute une journée. Il fut le seul à recevoir des antibiotiques, et les autres n'ont jamais été malades. Nous sommes une famille heureuse et libre de vaccins, nous plaçons notre confiance dans la sagesse divine qui nous inspire à manger de la VRAIE nourriture et à nourrir nos corps de VRAI soleil.»

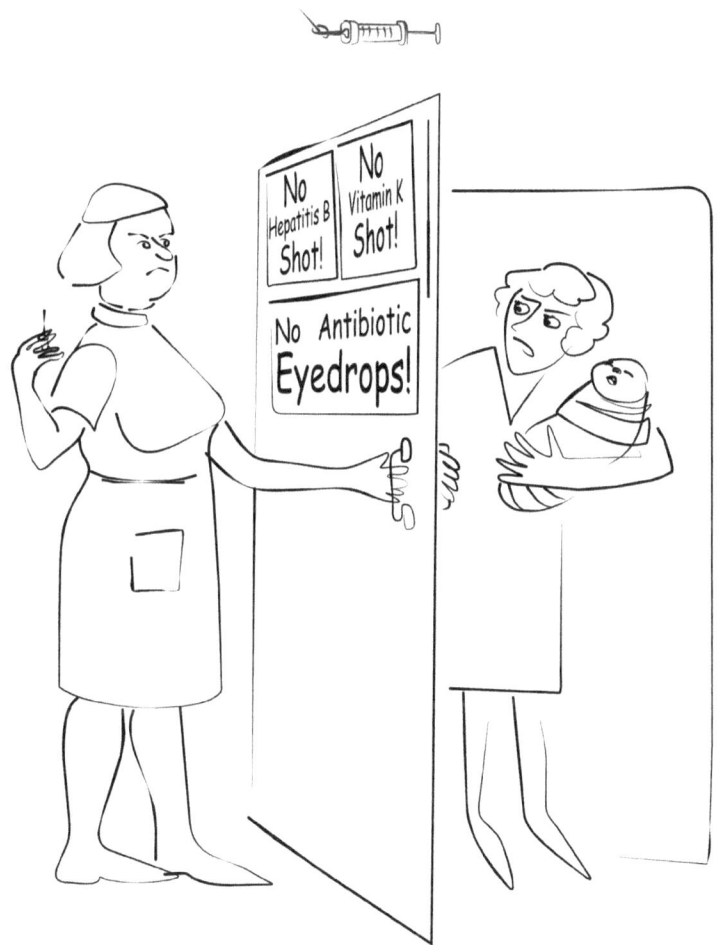

«Lorsque j'attendais ma première fille, j'ai commencé à faire des recherches, grâce à ma voisine qui a trois enfants. Son premier avait été complètement vacciné et avait présenté toutes sortes de problèmes de santé, de discipline et de comportement. Son deuxième enfant était partiellement vacciné jusqu'à l'âge de six mois, où un vaccin lui a causé une très grave infection respiratoire. On lui avait dit que son fils n'en guérirait jamais et mourrait probablement avant l'âge de cinq ans. Elle a cessé de le vacciner, entrepris un programme de détoxication des vaccinations et il fut rapidement guéri. Son troisième enfant, une fille, n'a reçu aucun vaccin et n'a jamais été malade.

Cette voisine m'a raconté son histoire et j'ai pensé à ma vie d'enfant vaccinée. J'étais tout le temps malade et j'avais de grosses fièvres après les vaccinations, le plus souvent avec des angines à streptocoques ou d'autres maladies. Très tôt dans la vie, j'ai reçu le diagnostic de déficience immunitaire et j'ai développé à l'adolescence une mystérieuse maladie thyroïdienne quelques mois après mon vaccin contre l'hépatite A. Ma sœur aussi a développé des symptômes «mystérieux», fourmillements dans les jambes et évanouissements, au moment où elle recevait les trois doses de vaccin contre le papillomavirus. Ses symptômes devenaient plus graves après chaque injection, mais aucun médecin et aucun spécialiste n'a jamais admis le lien avec la vaccination. Ironiquement, ils nous encourageaient toutes les deux à suivre les programmes de vaccinations à cause de nos problèmes de défense immunitaire!

Ma mère aussi a eu des problèmes comme enfant. Elle ne supporte pas le vaccin contre la grippe car elle développe de graves effets secondaires. Avec tous ces éléments devant moi, on me disait que mon enfant allait certainement mourir si je ne le vaccinais pas et qu'elle avait un grand risque d'infections car le désordre immunitaire pouvait être héréditaire ; c'était indispensable qu'elle soit vaccinée à cause de mon histoire médicale. Ma voisine m'a donné un livre sur les vaccinations écrit par un médecin mal vu de ses confrères. Le livre est plein de références tirée de documents officiels ou de l'industrie pharmaceutique. J'ai vite réalisé qu'il est bien possible que les vaccins ne protègent pas contre les maladies, qu'on ne sait pas comment le système immunitaire de chaque enfant va réagir aux vaccins ni quel enfant risque un dommage cérébral à vie ou une déficience immunitaire. Personne ne sait vraiment si les vaccins peuvent causer le cancer, le SIDA ou l'autisme, mais beaucoup d'études accusent les vaccins!

Vous serez peut-être surpris que je continue à lutter, avec tant de médecins qui me disaient que mon enfant allait sûrement mourir d'une horrible coqueluche ou serait handicapé à vie par la polio. Comment pouvais-je ne pas écouter leurs peurs ni accepter tout ce qu'ils voulaient me vendre?

On me disait que les mères qui négligent leurs enfants et ne se font pas assez de souci pour eux ne vaccinent pas. On me disait que mon enfant ne pourrait pas fréquenter l'école publique et pouvait éventuellement m'être enlevé. Et je continuais à lire. Comment puis-je vivre dans un pays libre qui ne me permet pas de choix devant les incertitudes de ce qui va être injecté dans le corps sans défense de mon précieux bébé?

J'étais enceinte de neuf mois lorsque mon chien est mort d'une réaction à la vaccination contre la rage. Quelques heures après l'injection, il commença à baver et à tressaillir. Après quelques jours, il se cognait dans les meubles et en pouvait plus tourner la tête à gauche. Après une semaine il cessa de manger et de boire, sa bouche écumait et il gémissait de douleur. Quand il se levait, il tournait en rond vers la droite. Ses symptômes devinrent très rapidement très graves. Je me souviens que je tentais de le faire boire dans ma main. Il gémissait et cherchait la moindre goutte d'eau. Il savait qu'il allait mourir et dormait avec moi. Je suis retournée chez le vétérinaire quatre fois cette semaine là pour qu'il reçoive des antibiotiques et d'autres médicaments. Le docteur a parlé d'un virus qui avait atteint le cerveau mais n'a pas évoqué le vaccin contre la rage reçu quelques heures avant le début des problèmes. Mais j'avais étudié la question. Les virus n'atteignent pas le cerveau et les chiens n'ont pas de telles maladies. Nous l'avons euthanasié et je savais que je venais d'assister au mal qu'un vaccin peut causer à un corps.

J'avais encore peur, mais j'ai placé une note sur la porte de ma chambre d'accouchement signifiant clairement que mon bébé ne devait recevoir ni vitamine K, ni vaccin contre l'hépatite B ni gouttes oculaires d'antibiotiques. Je me suis disputée avec une infirmière, seringue en main, qui me disait que ma fille allait mourir en quelques jours si elle ne recevait pas au moins l'injection de vitamine K. Je pleurais sur le berceau de ma fille en pensant au risque que je lui faisais prendre, puis je continuais à lire, ce qui a fortifié ma décision. Je n'ai pas vacciné non plus le bébé suivant, un garçon. Comme je refusais la vitamine K, on refusa de le circoncire. Au contrôle d'une semaine, deux médecins et une infirmière me poussèrent dans un coin, seringue de vitamine K en main, me disant qu'il mourrait d'hémorragie s'il était circoncis sans l'injection. J'ai tenté un compromis en demandant des gouttes de vitamine K mais le médecin a refusé de m'écrire une ordonnance, affirmant qu'ils risquaient leur job et que la vitamine K par la bouche n'était pas assez efficace pour l'empêcher de mourir d'hémorragie à cause de ma négligence. Ce fut facile de trouver un autre médecin avec plus de 35 ans de pratique qui était d'accord de le circoncire sans vitamine K.

Mes enfants ne tombent pas malades. Ma fille a eu mal aux oreilles après la piscine à six mois. Mon fils a eu une fièvre à 40,5 pendant toute une journée lorsque qu'il a mis ses incisives. Si vous appelez cela des maladies, qu'en est-il de parents qui doivent aller chaque mois chez l'oto-rhino-laryngologue ave des oreilles infectées ? Cela fait quatre ans maintenant que mes enfants non seulement survivent, mais GRANDISSENT bien sans vaccins. Je crois fermement qu'avec mon histoire médicale, un de mes enfants serait handicapé ou mort si je les avais vaccinés. J'ai confiance dans le système de défense immunitaire de mes enfants et ferai tout pour les protéger des vaccinations ! Je me battrai pour mes droits de protéger leur santé et leurs vies. J'espère pouvoir informer d'autres victimes potentielles des vaccins et je prie pour que ces poisons disparaissent de mon vivant de la surface de la terre.»

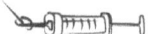

«Je suis maman de trois enfants non vaccinés, deux fils de onze et sept ans et une fille de 10 ans. Mon mari et moi avons fait le choix conscient de ne pas vacciner nos enfants déjà lorsqu'ils étaient bébés. Je suis végétalienne depuis douze ans et le suis restée pendant mes grossesses. Mes trois enfants sont nés de façon naturelle. La santé de mes enfants a toujours été mon intérêt majeur. Petits, ils étaient tous en excellente santé sans aucune maladie nécessitant le recours à un médecin. Lorsqu'ils avaient de la fièvre ou un rhume, ils se défendaient bien et ce n'était jamais bien long. Ils sont tous allés régulièrement chez le dentiste : l'aîné n'a jamais eu de caries, et les deux autres une seule.

Ils ont été scolarisés à la maison et depuis deux ans maintenant ils fréquentent l'école primaire publique. Comme c'est mon droit parental, j'ai contesté toutes les exigences vaccinales de l'école. Je suis maintenant une mère seule avec trois enfants et je me consacre à leur bonne santé. Adolescent, mon ainé n'est plus végétalien comme l'est encore son jeune frère et ma fille est maintenant végétarienne.

J'ai éduqué mes enfants dès leur plus jeune âge à se préoccuper de leur corps et posé ainsi les fondations pour qu'ils puissent faire des choix de santé, même loin de moi. A la naissance de mon fils il y a bientôt douze ans, je le tenais amoureusement dans mes bras, sentant que la vie est si précieuse. Je savais alors que je ferais tout pour le protéger. Pour moi, la première décision était certes de ne pas le vacciner. Je ne l'ai jamais regretté.»

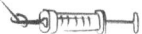

«J'ai trois enfants de onze, huit et cinq ans. J'ai décidé de ne pas les vacciner car en fait c'est une histoire de confiance, et, franchement, je n'ai confiance ni dans le gouvernement ni dans les industries pharmaceutiques ("Big Pharma") qu'ils représentent. Je pense que le gouvernement utilise les vaccinations comme un choix meilleur marché pour juguler les maladies infectieuses plutôt que d'éliminer la pauvreté, donner à tous des soins médicaux, donner des jours de congé-maladie et du temps rémunéré pour que les familles puissent prendre soin d'elles mêmes et puissent soigner leurs enfants malades, ainsi que l'accès à une nourriture vraiment saine avec des aliments non raffinés, une viande venant d'animaux nourris en plein air et pas de sucre. Au niveau épidémiologique, les vaccins paraissent efficaces, mais le problème est que les chercheurs, les médecins et autres «experts» ne savent pas biologiquement comment ils agissent sur le corps. Je refuserai de vacciner tant que je n'ai pas cette information. Mes enfants sont en excellente santé et n'ont jamais pris d'antibiotiques, mais malgré cela ils ont beaucoup d'allergies alimentaires. Sensibilité au gluten, allergies aux céréales etc. Nous avons maintenant une alimentation très pauvre en céréales et utilisons l'homéopathie, la chiropraxie et les traitements alternatifs des allergies. Je sens qu'ils sont vraiment en bonne santé à part ces allergies. Mais elles sont là (douleurs abdominales chroniques, douleurs dans le corps, la tête, fatigue et un peu d'hyperactivité). Je suis encore plus convaincu que de ne pas les avoir vaccinés était la bonne décision, une des meilleures décisions que j'aie jamais prise. En réalité, mon homéopathe m'a dit que c'était une bonne chose que je n'aie jamais vacciné mon fils car ses problèmes auraient été beaucoup pires. Il était anxieux quand il était petit. Mon deuxième enfant a eu de l'eczéma et un rhume chronique avec quelques otites. Elle a des problèmes cutanés de contact avec certains vêtements et souliers.

Mon troisième est le plus atteint au niveau des allergies alimentaires, avec un reflux gastrique chronique. J'ai allaité tous mes enfants pendant au moins deux ans. A cause de l'allaitement et sans vaccins j'espérais que mes enfants ne souffrent pas de si graves allergies. Mais je reste ferme sur ma décision de ne pas vacciner.»

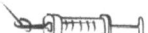

«Je n'ai honnêtement pas grand chose à dire sur mes enfants non vaccinés, âgés de trois et huit ans. Leur histoire médicale manque totalement d'intérêt, ils sont rarement malades et s'ils attrapent un rhume, il ne dure guère. Ils n'ont pas d'anomalies du développement (en fait, je crois qu'ils sont très intelligents, mais pas anormalement). Ils ont un excellent tonus musculaire, sont actifs et agiles et savent se concentrer sur une tâche...je n'ai pu identifier chez eux aucun problème...leur enfance a été bénie et vide d'événements dans le domaine de leur santé.»

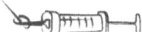

«Je n'ai pas vacciné mes enfants, sauf ma fille ainée qui a reçu à deux, trois et quatre mois diphtérie, tétanos et polio, mais pas la coqueluche. A cette époque, je travaillais en Grande-Bretagne comme homéopathe et recevais beaucoup d'enfants souffrant de conditions immunitaires chroniques, otites, eczéma et asthme etc. Je notais que tout cela semblait se manifester après des vaccinations. J'ai décidé de ne plus vacciner et j'en suis très heureuse. J'ai aussi une formation de biologiste et j'ai fait des recherches pendant vingt ans pour confirmer ma décision. On trouve actuellement beaucoup d'information sur Internet mais à l'époque je lisais des journaux médicaux, un mensuel pour les parents (The Informed Parent) et des publications alternatives anglaises.

Notre famille a voyagé dans plusieurs pays et les lois changeaient d'un pays à l'autre sans autre logique que de faire comme tout le monde. Partout, je me suis battue contre les médecins et suis souvent sortie en larmes des cabinets médicaux. Vous pouvez imaginer comment on me traitait !

Je suis restée ferme et suis heureuse de dire que mes enfants ont été traités par homéopathie et des moyens naturels quand ils étaient malades. Ils n'ont jamais reçu d'antibiotique ni subi d'intervention allopathique, sauf mon fils qui a eu une jambe

Comment créer un livre sur les enfants non vaccinés.
Recette pour débutants.

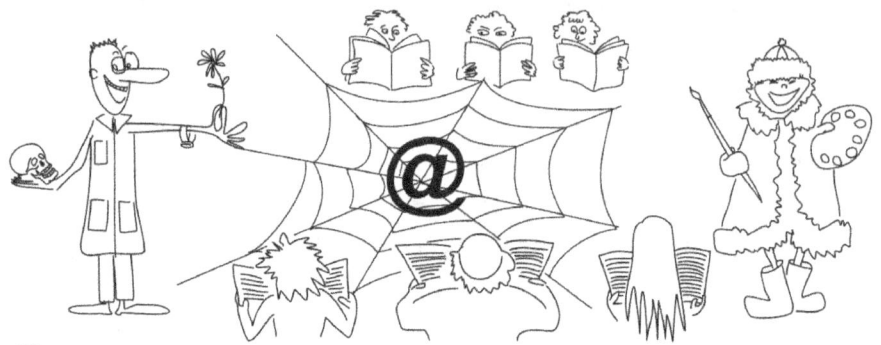

① Un homéopathe suisse, une artiste de Sibérie et des internautes de tout autour du monde.

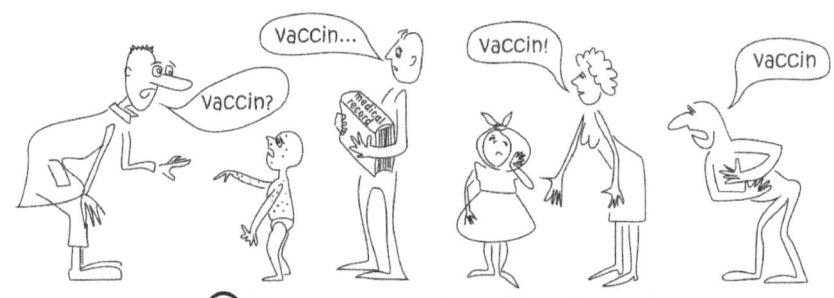

② Observer les effets secondaires des vaccins.

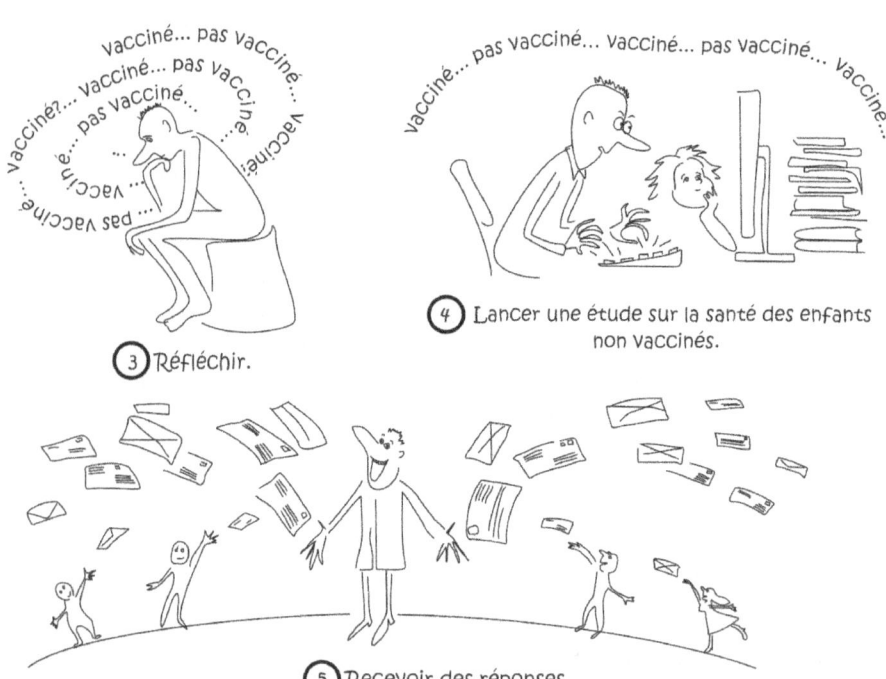

③ Réfléchir.

④ Lancer une étude sur la santé des enfants non vaccinés.

⑤ Recevoir des réponses.

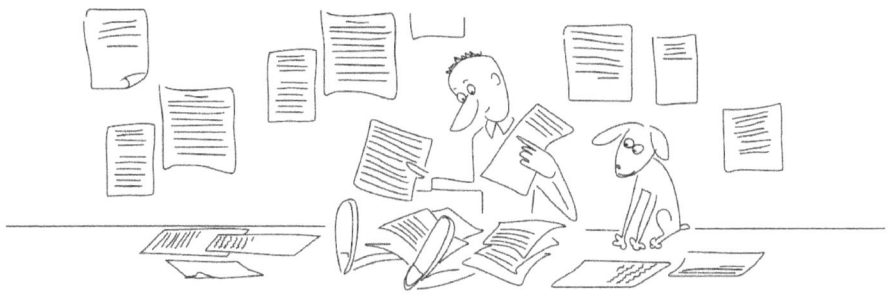

⑥ Sélectionner les histoires les plus intéressantes.

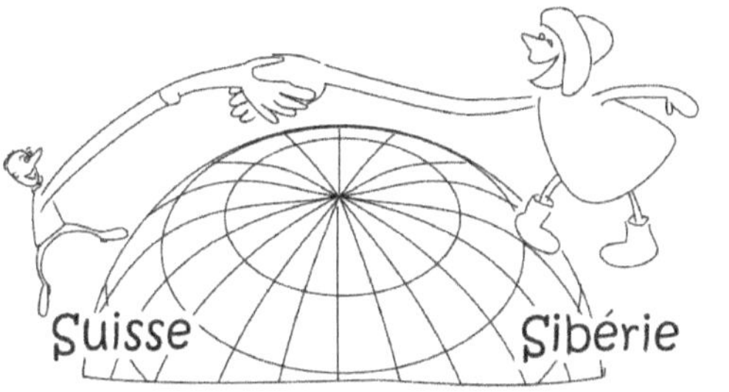

Suisse   Sibérie

⑦ Trouver une illustratrice au bout du monde.

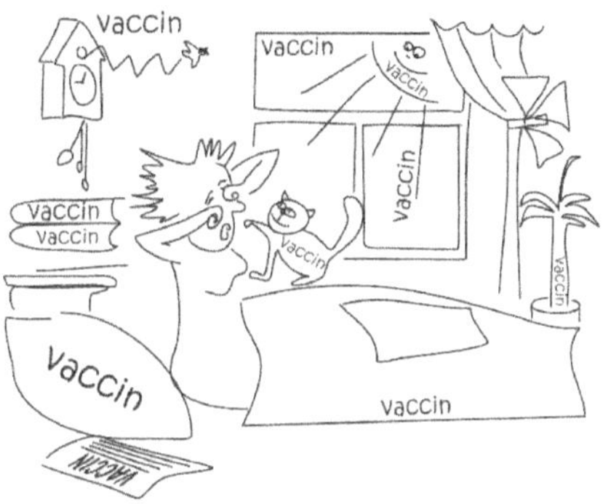

⑧ Penser aux vaccinations jour et nuit.

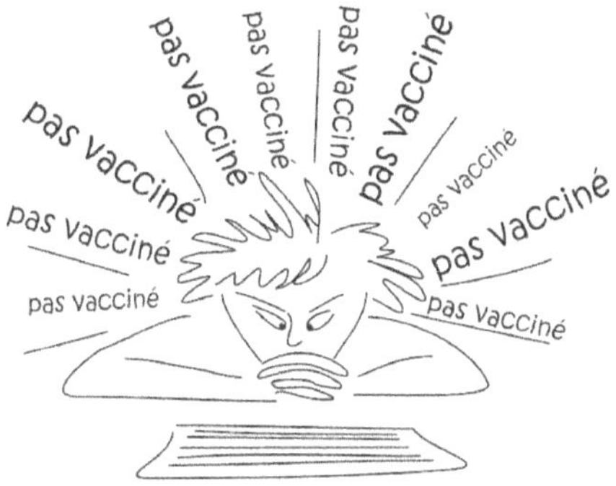

⑨ Survivre aux angoisses de la Création.

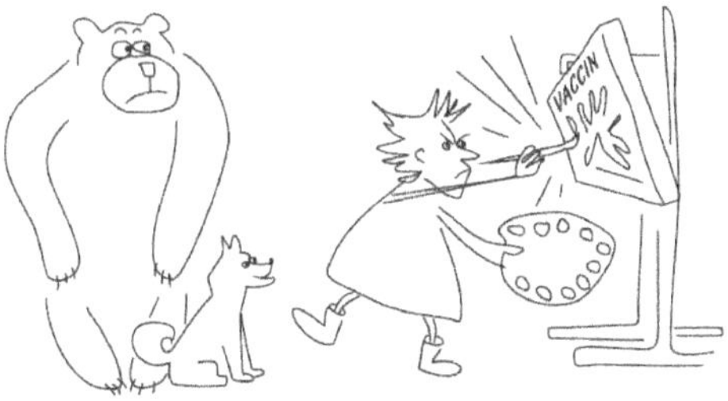

⑩ Dessiner.

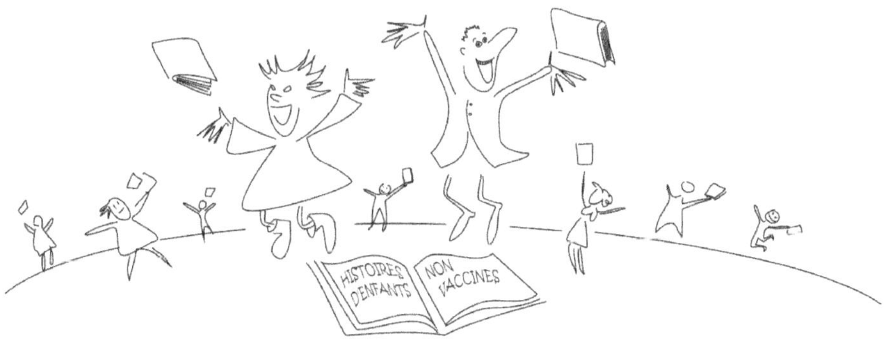

⑪ Mission accomplie!

cassée et a été opéré. L'infirmière qui l'a reçu alors ne pouvait croire qu'un garçon de quatorze ans n'avait rien à signaler dans le domaine des maladies. C'était la première fois qu'elle voyait cela – nous vivons maintenant aux Etats-Unis.

Ils n'ont pas d'allergies ni de problèmes immunitaires. Ils attrapent parfois un rhume mais en quelques jours de repos et de bonne nourriture, ils sont parfaitement guéris. Ils sont tous très actifs physiquement, ils nagent, font de la voile et d'autres sports.

Je crois que la force de la nature est bien plus grande que toutes les marottes médicales.»

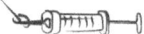

«Ma fille a 18 mois et n'a reçu aucun vaccin. Nous avons une histoire de maladie auto-immune des deux côtés de la famille. Après bien des recherches, je ne sens pas que la vaccination soit le meilleur choix pour mon enfant. Je vais chez un homéopathe à Tampa, le Dr Berger, qui respecte ma décision. Il traite surtout des autistes et d'autres problèmes de comportement ainsi que des enfants ayant eu des problèmes après des vaccins. Je parle avec leurs parents en salle d'attente. Dans certains cas, le médecin peut agir sur ces dommages vaccinaux par des traitements spécifiques.

Ma fille est magnifique et ne pourrait pas être en meilleure santé. Je fais tout ce qui est en mon pouvoir pour cela, grâce à l'alimentation et au style de vie. Elle reçoit trente minutes de soleil presque chaque jour (quand il fait assez chaud). Je l'ai allaitée pendant onze mois. Je lui donne peu de sucre. Elle adore les jus de légumes que nous aimons. Elle reçoit beaucoup de protéines, des Omega 3 et des probiotiques. Si elle attrape un rhume, nous avons un protocole recommandé par son médecin (Vit A, Zinc, Vit C et Echinacea) plutôt que de courir chercher des antibiotiques. Nous utilisons l'argent colloïdal, aussi efficace que l'antibiotique.

Je réalise qu'elle est parfois malade, c'est vrai, mais je préfère la traiter ainsi que de la voir subir les effets secondaires de l'empoisonnement voulu par une industrie pharmaceutique plus intéressée à remplir ses caisses qu'à la santé de mon enfant qu'ils ne rencontreront jamais.

Je n'ai aucun regret tout en sachant dans mon cœur que cette décision n'est pas JUSTE pour mon entourage familial mais je ne céderai pas à leurs pressions et ne me sens pas coupable de ma décision. Je pense en savoir beaucoup plus que la majorité des médecins conventionnels qui ne lisent que ce que leur propose l'industrie pharmaceutique. Je suis plus directement concernée qu'eux.

Je continue donc mes recherches et mon éducation sur ces sujets et réévalue ma décision suivant les nouvelles informations. J'ai pesé le pour et le contre et je sais que j'ai fait le bon choix. Je rencontre de plus en plus de parents qui ont fait le même choix que moi. Les gens se réveillent!»

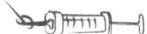

«Ma fille de treize ans n'a jamais reçu de vaccins. Elle est en excellente santé, intelligente, créative et bien équilibrée. Elle est rarement malade, n'a jamais pris d'antibiotiques et n'a jamais eu d'otites ni d'autres infections chroniques quand elle était bébé. Elle ne prend aucun médicament et voit le médecin pour un contrôle annuel. Elle a de bonnes notes à l'école et a même un niveau supérieur à son âge pour le langage. Elle joue du piano, dessine bien, écrit de courtes histoires et des poèmes et a récemment été acceptée pour le programme d'été d'une école de ballet renommé. Je n'ai pas encore demandé de tests sanguins, et ne sais donc pas pour quelles maladies contre lesquelles notre pays vaccine habituellement les enfants elle a acquis une immunité naturelle, mais elle a eu la varicelle l'année passée et a donc acquis ainsi une immunité pour la vie, qu'elle pourra transmettre à ses propres enfants par le placenta ou le lait maternel. Cette varicelle était désagréable mais sans complications.

Lorsque je l'attendais, je ne savais rien de la controverse entourant les vaccinations et, jusqu'aux dernières semaines de grossesse, je pensais la vacciner. Une amie qui ne vaccine pas ses enfants m'a demandé si je pensais la vacciner. J'ai répondu affirmativement et nous n'en avons plus parlé. La semaine suivante, elle m'a posé la même question et j'ai répondu de la même manière, mais soudain s'alluma dans ma tête une lueur avec la pensée: «Il y a quelque chose que j'ignore au sujet des vaccins.» Et j'ai commencé mes recherches. Au moment du premier contrôle de routine de mon bébé, j'en avais appris juste assez pour savoir que je voulais en savoir davantage et que si je la vaccinais, ce serait irréversible. J'ai donc décidé de retarder les injections jusqu'au moment où j'aurais assez confiance en moi pour prendre une décision. Treize ans après, je m'intéresse toujours autant aux vaccinations et j'ai acheté et lu plusieurs excellents ouvrages sur le sujet. Les maladies existent, mais les dommages vaccinaux aussi. Il n'y a pas de garantie, mais je sens que j'ai pris la meilleure décision possible avec les informations dont je dispose.»

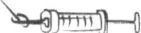

«Maman d'un fils non vacciné âgé de douze ans, j'ai toujours été intéressée à ma santé et à prendre soin de moi. Lorsque je compris que j'étais enceinte, ma mission a été de chercher la meilleure santé possible pour mon enfant, dès sa conception. J'ai fait des recherches sur le pour et le contre des vaccinations et je n'avais aucun doute ni dans mon mental ni dans mon cœur que je n'allais pas risquer pour mon enfant la roulette russe.

C'est un magnifique enfant très bien équilibré. Je sais que j'ai fait le bon choix et n'ai absolument aucun regret. Je soutiendrai toujours les gens à choisir et à se renseigner sur les vaccinations. Je souhaiterais que plus de gens y pensent avant d'y exposer leurs enfants.

Je suis extrêmement heureuse d'avoir pris le temps de me renseigner et d'avoir eu le courage de dire non.»

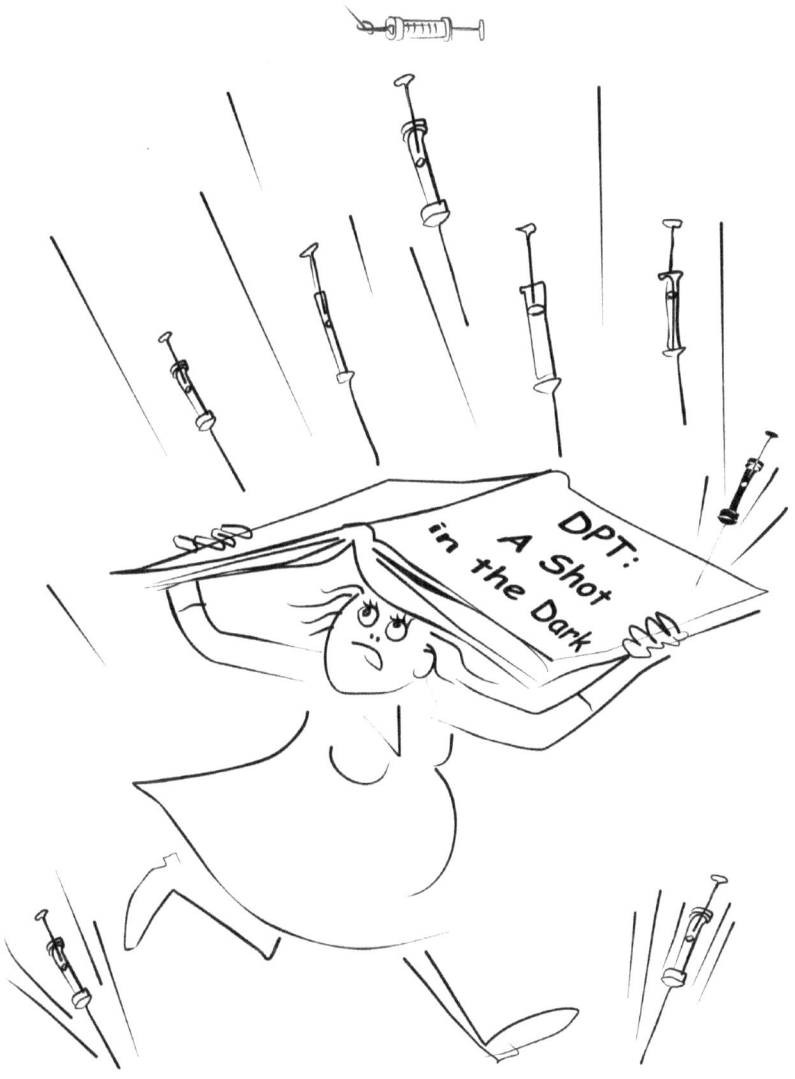

«Nicolai, mon fils non vacciné a maintenant treize ans. Il est né en 1999. Pendant la grossesse, grâce à Dieu, un ami me donna un livre «A Shot in the Dark»* (Tirer au hasard dans la nuit). Ecrit par Harris L. Coulter et Barbara Joe Fisher, cet ouvrage parle en détail du programme de vaccination américain et du désastre subséquent pour un certain nombre d'individus.

Cette introduction à la «controverse vaccinale» est arrivé au bon moment dans ma vie, m'a secouée et m'a poussée à continuer à lire abondamment sur le sujet. Attendant une naissance et responsable de la vie future de mon bébé, je voulais connaître la vérité. Il était impossible de trouver une information autre que banale dans les journaux ou les magazines tout publics ou chez les médecins. J'ai donc pris le temps de creuser à fond le sujet et pour finir j'ai lu vingt cinq livres et des centaines d'articles.

Puis, juste avant l'accouchement, j'ai trouvé une déclaration du Dr. Bob Sears à propos du vaccin contre l'hépatite B. Ce médecin note que, sur le site de l'Association Médicale Américaine, le maximum recommandé d'Hydroxyde d'Aluminium est de «25 microgrammes». Et pourtant, l'injection donnée de routine à tous les nouveaux nés dans les hôpitaux en contient 250! Dix fois le maximum autorisé!

Le sens commun est outrageusement ignoré et il ne faut pas réfléchir longtemps pour voir que quelque chose est vraiment terriblement faux.

Avant la naissance de Nick, j'avais présenté aux infirmières et aux médecins une lettre: «Demandes pour l'accouchement» qui précisait que je ne voulais pour le bébé aucune injection (au cas où je me serais évanouie!) Depuis le jour de sa naissance, j'ai travaillé avec des pédiatres en accord avec ma philosophie qui est d'éviter les injections.

Je suis heureuse de pouvoir dire que jamais un médecin n'a refusé de nous soigner à cause de cette décision. Si cela avait été le cas, j'aurais cherché jusqu'à ce que je trouve un médecin coopératif. Mes études du sujet m'ont prouvé que les vaccins sont inefficaces pour prévenir les maladies aigues et augmentent grandement le risque de maladies chroniques ou auto-immunes, ou de troubles neurologiques ou de l'apprentissage.

Nick a été nourri au sein presque jusqu'à trois ans et il a reçu une alimentation biologique et saine. Dans la mesure du possible, nous évitons la nourriture et les boissons industrielles, le sucre blanc, les antibiotiques et tous les médicaments. Nous le laissons jouer dehors, dans la boue, avec des chiots qui lui lèchent le visage. Il est exposé aux insectes, aux entailles et aux coups. Il a eu les maladies d'enfance: rougeole, oreillons, varicelle, et plusieurs rhumes sans aucun problème. Je n'ai pas couru chez le médecin ni à la pharmacie pour supprimer ses symptômes sauf parfois du paracétamol quand il montait trop sa fièvre. Comme nous lui avons permis d'être malade et de guérir naturellement, il a développé un système de défense immunitaire parfait, qui est je crois l'héritage de tous les enfants.

A treize ans, Nick est l'enfant en meilleure santé que je connaisse. Il n'a JAMAIS eu une otite. Il n'a pas d'allergies, aucun problème d'apprentissage et n'a eu aucune maladie depuis l'âge de sept ans. Il peut côtoyer des enfants enrhumés, grippés, porteurs de streptocoques et il n'attrape rien. Grâce à cette philosophie, Nick a pu se construire parfaitement, physiquement et scolairement. Il fait du vélo, joue au foot et est déjà assez musclé pour porter sa mère (vous seriez impressionné si je vous disais mon poids)!

A l'école publique, il a toujours été dans des classes avancées. Cette année par exemple, il est en 7ème et suit le cours d'algèbre des 9 ème. Je crois du fond du cœur que ses succès sont dus à la bonne nourriture, à un environnement positif basé sur l'amour de Dieu, à l'abstention d'intervention pharmaceutique et à la manière naturelle dont il a pu développer son système immunitaire.

En comparaison, mon frère a donné à sa fille (elle a un an de plus que Nick) tout le programme vaccinal recommandé par son pédiatre. Ma nièce a aujourd'hui des allergies sévères, elle réagit à chaque piqure d'insecte par de terribles éruptions et elle est tout le temps malade. Lorsqu'elle vient en visite, nous devons faire très attention à sa nourriture. Elle ne peut pas manger beaucoup de nos produits sains, ce qui la relance dans son cercle vicieux de maladies.

Je suis intimement convaincue que le gouvernement fédéral ne devrait pas gérer la médecine. Trop d'enfants ont subi des dommages irréversibles par ce programme vaccinal fédéral. J'ai été étonnée de découvrir que l'éradication de beaucoup de maladies récentes s'est produite avant que les vaccins correspondants aient été développés. Et que certaines campagnes vaccinales ont eu comme résultat des épidémies; ce fait est prouvé.

Pour finir, je dirai que je n'ai jamais eu la moindre difficulté ici aux Etats-Unis pour inscrire mon enfant non vacciné dans les écoles publiques ou privées ou les camps de vacances.

A la suite de la pression des parents conscients des effets secondaires possibles des vaccinations, chacun de nos cinquante états accepte un des trois formulaires de demande d'exemption des vaccinations, pour des raisons philosophiques, médicales ou religieuses. Il faut juste étudier les lois de son état et être ferme. Je ne regretterai jamais ma décision d'être devenue un parent informé et je reste fidèle à mes principes depuis treize ans. La preuve en est mon enfant sain et heureux.

PS. J'ai 55 ans et n'ai pas eu plus d'un rhume depuis la naissance de Nick. Moi aussi, je refuse fermement toutes les injections.

Victoria Jean Christine Bingham, Alexandria Virginia, vjcbok@bfresco.com

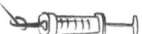

«Mes trois enfants ne sont pas vaccinés. Ma fille a six ans, mon fils ainé quatre ans et le bébé a six semaines. Les deux grands jouent dans la poussière toute la journée, ils ne se désinfectent pas les mains et ce sont les enfants en meilleure santé que je connaisse. Ils n'ont jamais été malades pendant plus de douze heures et je peux compter leurs maladies à tous sur les doigts d'une main ; peut-être quatre fois, deux par enfant (aucune pour le bébé). J'en suis étonnée, mais en fait c'est LOGIQUE!

C'était juste normal pour moi de ne pas les vacciner. Ils ont reçu les anticorps de mon lait et la réalité prouve les faits. Je suis très heureuse d'échapper à ces vaccinations inutiles. Merci de me donner l'occasion de partager mon expérience.»

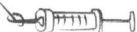

«Quatrième génération d'une famille non vaccinée…Mais les non vaccinés existaient-ils alors?

Dans leur jeunesse, mes parents étaient des gens spéciaux. Dès qu'ils eurent découvert comme rester en bonne santé, les nouvelles découvertes médicales ne leur paraissaient plus si importantes, curieuses ou phénoménales. La santé revenait toujours au fait de se prendre en charge.

Mes parents firent carrière comme sage-femme, chiropraticien et thérapeutes holistiques.

Dans mon enfance, ils utilisaient des plantes, des teintures, des herbes sauvages du jardin et des montagnes, la chiropraxie, l'acupressure, des choix alimentaires sains, l'exercice, l'air frais et le repos pour maintenir ou retrouver la santé.

Ne pas vacciner mes enfants fut une décision simple à prendre. En plus de ce que j'avais entendu toute ma vie, je n'avais jamais souffert d'aucune maladie grave. Mes frères et sœurs et moi étions parfois malades, mais vite guéris. Notre sang, nos os et nos corps étaient en excellente santé. Tous ceux qui s'occupaient de nous soigner le savaient et nous sentions nous-mêmes que nos corps étaient sains.

La perfection en tout est difficile. C'est difficile de toujours obtenir la nourriture, l'eau et les remèdes les plus sains, mais nous permettons aux maladies naturelles de suivre leur cours. J'ai confiance que chaque maladie que nous rencontrons, mes parents, moi-même et mes enfants va créer une immunité durable dont nous pourrons être reconnaissants. Nous n'avons pas de peurs.

Les manipulations biologiques sont encore un autre sujet qui m'inquiète. Que Dieu bénisse la santé de toutes les personnes en recherche qui liront ceci – dans les générations futures.»

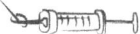

«Je ne fais aucune confiance dans les programmes des industries pharmaceutique car je sais que leur seul but est le profit. Je pense que la plupart des gens qui y travaillent ont confiance dans leurs produits, mais l'information que je recherche est ce que trouvent les chercheurs neutres non payés par le groupe intéressé. Je crois fermement qu'il est important de s'éloigner de tous les additifs, préservatifs, OGM et de toute nourriture industrielle, et ne suis pas inquiète au sujet des maladies dont ils veulent protéger mon enfant avec leurs vaccins. J'ai choisi de ne pas vacciner ma fille, qui a maintenant dix neuf ans et elle n'a eu aucun problème à part une légère varicelle. Je vois que les enfants qui consomment beaucoup de sucre, d'hydrates de carbone et de nourriture raffinée sont les plus malades. Nous avons voyagé en Inde et elle est allée en Equateur sans vaccinations. Elle va très bien, sa santé est fabuleuse. Quand elle était malade enfant, je respectais la fièvre – de l'eau, des tisanes, du repos et encore du repos (je ne l'ai jamais envoyée à l'école malade, fiévreuse ou encore fatiguée). En convalescence une nourriture légère et biologique.

Je suis très très reconnaissante de ne pas l'avoir vaccinée et je souhaiterais que d'autres gens s'informent mieux également et aient le courage de faire front au système qui nous lave le cerveau. Cela me fait peur que Big Pharma fasse pression sur le gouvernement pour nous retirer le choix de ne pas vacciner pour des raisons philosophiques. Les gens doivent jouir de leurs droits et les connaître!»

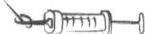

«J'ai deux enfants non vaccinés, un garçon de quinze ans et une fille de treize ans. Ils sont en bonne santé, actifs et bien socialisés. Ils vont à l'école et ont joué dans différentes équipes sportives. Ils ont tous les deux pris des leçons de danse pendant plusieurs années et ont beaucoup d'amis. Ils ont reçu des antibiotiques à de rares occasions dans leur vie et n'ont jamais fait de maladie grave.

Le garçon de quinze ans est excellent à l'école et a travaillé à temps partiel avec son père dans la construction depuis l'âge de dix ans. A douze ans, il a eu une triple fracture d'un pied qui a bien guéri. Sa sœur de treize ans est à l'école secondaire et continue ses cours de danse; elle veut être chef cuisinière plus tard.

Notre famille a beaucoup voyagé dans le pays pendant toutes ces années, ainsi qu'au Mexique et au Canada. Nos enfants n'ont jamais attrapé les maladies contre lesquelles on vaccine et n'ont infecté personne dans leur entourage.

Je suis très heureuse du résultat et ferais de même s'il fallait recommencer. Mon mari est tout à fait de mon avis.»

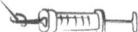

«Mon fils est en bonne santé et aura trois ans en août 2012. Il a été nourri au sein jusqu'à un peu plus de deux ans et n'a jamais reçu de vaccins. Il mange de la viande biologique d'animaux libres dans les prés, des œufs biologiques, des légumes, du lait cru et des produits laitiers, mais aucun produit industriel ni sucre (seulement du miel cru et du sirop d'érable). Il est rarement malade. L'hiver passé, il a eu quelques rhumes légers et un peu de toux, mais il n'est jamais resté au lit ni n'a eu de la fièvre. En mars, je l'ai exposé à la varicelle en frottant les boutons de son cousin mais il n'a pas attrapé la maladie. Il est fort, agile et magnifique, en avance verbalement et socialement et aussi doux qu'on peut l'être. Parfois, nous nous disputons, mais il n'a jamais fait de crise de colère.»

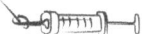

«Avant la naissance de notre premier bébé, nous avions déjà pris la décision de ne pas vacciner nos enfants. Il faut vous dire que cette décision fut accueillie dans l'opposition et la haine de la part de la communauté médicale éduquée et de notre entourage. A la naissance, notre premier fils avait eu un traumatisme à la tête.

Lorsque nous avons refusé la vitamine K, on nous avait dit qu'il souffrirait d'un grave problème cérébral à cause de l'hémorragie. Nous avons continué à refuser poliment et pour finir, ils ont admis que tout irait bien. Plus tard, le pédiatre nous menaça, disant que si l'enfant n'était pas vacciné à l'hôpital il courait le risque de mourir de rougeole ou de coqueluche.

Inutile de dire que pour les enfants suivants, notre résolution ne pas vacciner n'a fait que se renforcer. Nous avons aujourd'hui trois enfants magnifiques, brillants et bien équilibrés mentalement qui n'ont jamais reçu dans leur corps aucun médicament ni aucune toxine vaccinale. Ils n'ont jamais souffert d'allergies ni d'asthme et n'ont jamais été malades plus que quelques heures. Nous savons que les symptômes de maladie (fièvre, toux, diarrhée etc) sont en fait les signes de GUERISON. Lorsque se présentent les symptômes, nous honorons et facilitons la guérison en ne les supprimant pas. Nos enfants sont équilibrés par la chiropraxie chaque semaine, ils mangent des aliments biologiques et prennent des vitamines.

Ils sont l'expression même de la santé… juste comme Dieu l'a voulu.»

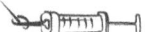

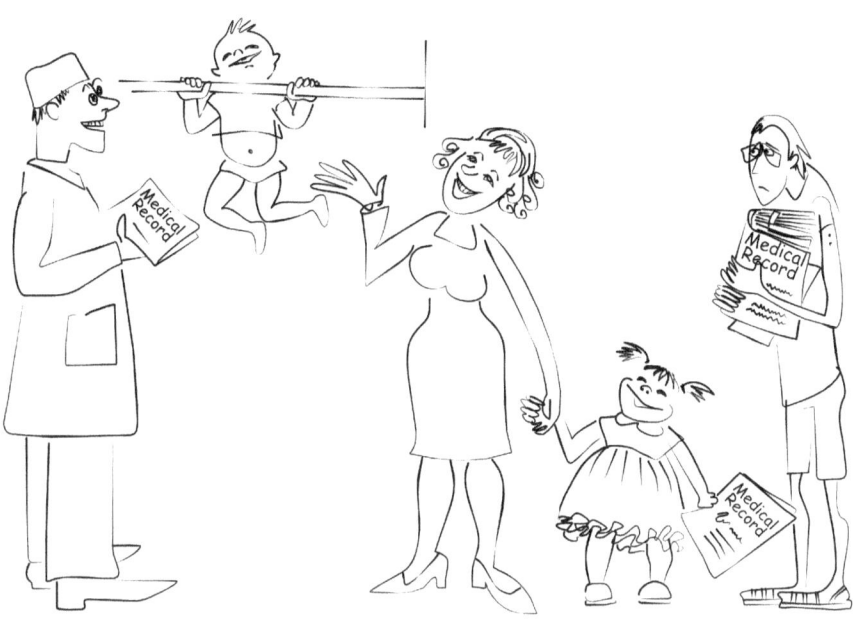

«J'ai trois enfants dont deux ne sont pas vaccinés. Ma fille de trois ans, Wynter, a un excellent système de défense immunitaire. Elle a été malade deux ou trois fois et a guéri en douze heures sans voir aucun médecin. Elle est très centrée et a appris à lire quelques mots avant l'âge de deux ans. Son petit frère, Sterling, n'a jamais été malade. Lui aussi est bien centré et très fort physiquement. Notre professeur de gymnastique n'avait jamais vu un enfant si jeune sauter comme Sterling. Quant à notre médecin, il parle des deux dossiers les plus maigres de sa pratique! Mon premier fils, Austin, a dix sept ans et a été complètement vacciné : 24 vaccins entre 1995 et 2007! Il avait comme bébé une grave bronchite chronique; il souffre encore de laryngites, est malade en toutes saisons, peu concentré et en manque d'énergie. La différence est claire et je souhaiterais pouvoir reculer dans le temps et refuser aussi les vaccins pour mon fils aîné!»

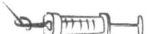

«J'ai 50 ans et je n'ai jamais été vaccinée. Mes enfants de quatorze et quinze ans non plus. Heureusement pour moi, ma mère était très curieuse et ouverte à des alternatives de santé quand elle a eu ses cinq enfants, nés dans les années 1950 et 1960. Elle avait choisi d'allaiter alors que les biberons étaient non seulement la norme, mais même recommandés par les médecins; elle avait choisi de ne pas nous vacciner car elle n'avait pas confiance dans la pensée médicale conventionnelle; elle allait régulièrement chez son chiropraticien. Nous avons tous grandi en bonne santé, loin des maladies et des dépressions. Nous sommes tous très actifs physiquement et, à nos âges (entre 50 et 62 ans), aucun de nous de prend de médicaments prescrits par des médecins (en fait, nous voyons tous des chiropraticiens, acupuncteurs et des thérapeutes donnant des massages, c'est notre routine de santé). Lorsque nos enfants sont nés j'ai heureusement pu informer mon mari sur cet «autre coté» des vaccinations et il a été d'accord de suivre mon avis. Maintenant qu'il est informé, il est comme moi un avocat de la cause «anti vaccinale». Les médecins n'ont pas toujours raison et, en fait, font souvent du mal. Mes enfants non vaccinés sont assez murs pour comprendre que leurs parents cherchent la vérité au sujet de la santé et j'ai confiance qu'ils vont continuer à mettre en doute et à défier le monde où ils vivent…en recherchant ce qui est le plus juste pour eux.

C'était facile pour moi de leur montrer ce chemin parce que c'est ce que j'ai appris de ma mère, que son âme soit louée! En fait elle va fêter ses 89 ans le mois prochain et jouit de la meilleure santé possible.»

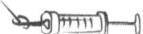

«Mon fils a 28 mois. J'ai choisi de ne pas le vacciner après avoir étudié les statistiques, les composants des vaccins et vu le bébé de mon amie convulser juste après ses premières vaccinations. Elle est infirmière et a décidé de cesser de vacciner. Je ne peux pas dire que ce choix a été bien reçu par mes amis, ma famille et l'entourage (surtout en face de cette « épidémie » de coqueluche sévissant actuellement à Washington) mais je suis sure de ma décision. Mon fils va très bien. Il n'a rien d'extraordinaire mais je vois que son système de défense immunitaire est fort car il sort très vite des petites maladies qu'il attrape. Un des enfants de son école a reçu le mois passé le diagnostic de coqueluche et mon fils n'en a aucun symptôme même s'il l'a côtoyé de près. Nous avons aussi voyagé avec lui hors du pays moyennant de simples précautions. Le corps humain est une machine miraculeuse et bien rôdée et pourtant nous la traitons comme une loque incapable de se guérir par elle-même ni de s'adapter à ce à quoi elle est exposée. Je ressens que mon fils pourra prendre d'autres décisions par rapport à son corps s'il le désire en grandissant.»

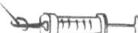

«Mon enfant n'a jamais été vaccinée; elle a presque deux ans et demi. Elle est en pleine santé et le reste même en fréquentant dans sa classe des enfants malades (et vaccinés). Je lui donne une nourriture saine biologique en variant les aliments (laits, céréales, viandes, huiles, et noix surtout), et en changeant chaque semaine. Elle mange une très grande variété d'aliments et rien d'industriel ni de raffiné. Elle a un énorme appétit et aime beaucoup d'aliments différents (ses favoris étant les aubergines). Elle n'a eu qu'un rhume dans sa vie, parce qu'une personne qui la gardait lui a toussé au visage (ma fille a guéri en trois jours et la personne en question en deux semaines!)

Ma fille est radieuse - tout le monde le remarque. Elle est détendue et heureuse, son esprit est clair et elle est toujours de bonne humeur car aucun préservatif ni aucun produit chimique n'a abimé son cerveau. Elle est brillante, bien centrée et bien que seulement âgée de deux ans, elle parle, agit et pense comme une enfant de six ans. Les médecins qui la connaissent sont toujours étonnés par ses facultés de langage et de raisonnement. Ma fille est libre …libre de préservatifs et de DNA animal contenus dans les vaccins, libre de nourriture toxique que les autorités sanitaires jugent acceptables, libre d'être qui elle veut choisir d'être plutôt que de subir ce qui pourrait lui être imposé par l'alimentation et les vaccinations et tous leurs éléments toxiques.

Mon rôle de parent est de protéger mon enfant et je ne peux imaginer lui injecter un vaccin capable de lui faire du mal. Je ne m'intéresse pas aux statistiques, mais à mon enfant. Si un problème surgit chez un enfant sur cent, moi je n'en ai qu'un et c'est lui qui m'importe. Bravo à tous les parents qui font pour leur enfant un CHOIX plein de sagesse.»

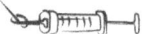

«Lors de ma grossesse il y a cinq ans, j'avais déjà fait ma formation d'acupunctrice et rencontré plusieurs parents intéressés aux traitements naturels, mais personne ne m'avait parlé des vaccinations.

J'acceptais tout simplement les informations qu'on m'avait présentées comme une vérité scientifique pendant des années: les vaccinations sont les seules responsables du déclin par maladies infectieuses tout autour du monde. Mais lorsque trois ou quatre parents m'eurent dit qu'ils n'avaient pas vacciné leurs enfants, je commençai réellement à réfléchir. Ces enfants étaient intelligents, en bonne santé et avaient très bonne mine et je me suis dit que cela valait la peine d'étudier l'autre côté de ce sujet. Plus je lisais et moins j'avais envie de vacciner mon bébé. Je découvrais de nombreuses histoires d'enfants en bonne santé qui développaient après des vaccinations des comas ou des convulsions. Au-delà de ces exemples, je découvrais aussi qu'il n'existait AUCUNE recherche sérieuse sur l'efficacité et la sécurité des vaccins. Ce fut surtout cela qui fortifia ma décision de ne pas permettre que mon bébé nouveau-né ne devienne un cobaye. Je ne pouvais comprendre pourquoi, malgré les règles de l'administration surveillant les médicaments et les aliments (la Federation Drug Administration) qui stipulent que tout médicament doit être testé en double aveugle avec des contrôles utilisant des placebos, la plupart des vaccins n'avaient pas été étudiés ainsi. Dans ma naïveté, j'avais toujours eu une confiance aveugle dans le gouvernement, pensant qu'il était là pour protéger la sécurité du public.

Ma fille est née sans que je reçoive des antidouleurs, avec l'aide d'une sage femme amie de la famille.

Elle pesait presque trois kilos et était superbe dès les premiers jours. Elle était si éveillée que son père a pu la prendre en photo quelques secondes après qu'elle soit sortie de mon vagin....sa petite main avait attrapé ses lunettes! Elle dormait tranquillement avec moi dans mon lit, je l'allaitais et ne se réveillait que deux ou trois fois pour qu'on la change. Notre première semaine à la maison fut calme et idyllique, car elle dormait presque tout le temps et l'allaitement se passait bien. Après une semaine, nous nous rendîmes à notre premier examen pédiatrique à Park Slope, Brooklyn, où travaillait le médecin qui avait donné à ma fille son score d'Apgar* de 9.

Le médecin pesa ma fille et commençait à nous demander si tout allait bien lorsque nous nous sommes risqués à poser une question: «Et les vaccins?» demanda le père de ma fille. « Est-ce qu'ils comportent un risque? Le visage du médecin se ferma, il avait l'air presque fâché. «Jusqu'à présent vous m'avez impressionné, dit-il, mais j'espère que vous n'allez pas prendre une décision qui vous fera descendre dans mon estime». Alex répéta que nous désirions simplement une information sur les risques afin de prendre une décision pour notre enfant en connaissance de cause. Le médecin nous regarda et déclara très fermement:«Si vous ne vaccinez pas votre enfant, nous ne vous garderons pas comme patients.» Nous avons alors quitté son bureau avec l'impression d'avoir été traités comme des criminels pour avoir simplement demandé une information sur les vaccinations.

Je faisais heureusement partie d'une liste de parents réfléchissant sur les vaccinations et j'ai pu ainsi trouver dans le voisinage plusieurs médecins qui permettaient aux parents de choisir de vacciner ou pas leur enfant. L'un d'entre eux était par chance un ami d'un parent d'Alex et nous a acceptés comme patients. Ma fille a été en excellente santé pendant sa première année, avec un ou deux petits rhumes que j'ai traités avec des plantes chinoises pédiatriques et quelques sessions de vapeur à l'eucalyptus. Je l'asseyais dans la salle de bain dans son petit siège de voiture et faisais couler l'eau chaude pour emplir la pièce de vapeur. Je mettais dix gouttes d'huile d'eucalyptus dans la baignoire et ça l'aidait bien. Elle n'a jamais eu d'otites à répétition, de toux prolongées ni de problèmes intestinaux qui ennuient tant de parents. Elle dormait bien la nuit, cinq ou six heures d'affilée dès l'âge de deux mois, ce qui me permettait heureusement de bien me reposer. Quand elle se réveillait, je lui donnais simplement le sein immédiatement et elle replongeait dans un profond sommeil après la tétée. Elle a fait ses premiers pas autour de onze mois et a construit ses premières phrases vers quatorze mois.

Mon fils est né dix huit mois plus tard et le travail de l'accouchement a été beaucoup moins douloureux que pour ma fille. J'ai marché vers l'hôpital tout proche et j'ai accouché sans anti douleurs ni perfusion avec l'aide de ma sage-femme.

Mes deux enfants sont très rarement malades sauf quelques rhumes ou une grippe intestinale, améliorés par les plantes chinoises. Le seul problème pour mon fils a été une constipation à onze mois lors d'un apport de lait de soya. En reprenant le lait de vache, ses selles redevinrent normales.

Je ne discute des vaccins avec d'autres parents que quand je m'en sens proche. J'avais entendu toutes sortes de commentaires sur les parents non vaccinants qui sont des sangsues bénéficiant de l'immunité de troupeau sans vacciner leurs enfants. On me parlait aussi d'un médecin dont la fille avait convulsé après son vaccin DTP et qui continuait à la vacciner quand même. Malgré tous les commentaires négatifs, il y avait aussi des discours positifs sur le fait de ne pas vacciner et j'ai découvert des militants comme le Dr Palevsky qui informe largement sur des bases réelles et médicales au sujet des vaccins. Je n'ai jamais regretté ma décision, tout en me faisant du souci en pensant que ma fille pouvait tomber malade, surtout en vivant à New York où tant de gens se croisent. Je crois fermement que mes enfants ont été protégés par l'allaitement maternel et que leur système de défense immunitaire s'est fortifié en luttant contre les infections. J'étais heureusement en contact avec des amis californiens holistiques qui m'ont aussi parlé de remèdes homéopathiques en cas de maladies (je n'en ai heureusement pas eu besoin). Mes enfants ont maintenant trois et quatre ans et sont à l'école enfantine. J'ai pu obtenir une exemption vaccinale basée sur mes croyances, ce qui consistait à écrire une lettre à l'administration de l'école et la faire signer par un notaire et par le pédiatre. Mes enfants ont attrapé quelques rhumes à l'école mais sont en très bonne santé et guérissent très vite de leurs fièvres et toux grâce à des sirops de plantes et des teintures-mères achetées dans notre magasin diététique local. Je continue cependant à travailler le sujet et retourne sur Internet dans les sites de parents et de médecine par les plantes. En tant que mère, j'ai eu la chance que d'autres parents me rendent attentive. De plus, j'ai continué sans trêve mes recherches et j'ai fait des efforts pour obtenir cette exemption vaccinale. Ce n'est certes pas FACILE de refuser les vaccinations, attitude socialement non acceptable, mais lorsque je regarde mes enfants, intelligents, sympathiques et magnifiques, je ne peux pas m'imaginer agir autrement.»

Marie Sepich LAc, http://bohemia78.blogspot.com

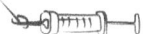

«Mon fils est né en 2004 et je suis très reconnaissante d'avoir reçu une information à temps. Moi-même avais été vaccinée enfant et j'ai même encore reçu un vaccin tétanos il y a dix ans. Assez vite après la naissance de mon fils j'ai commencé des études de naturopathie dans deux écoles dans lesquelles les sujets principaux étaient la prévention des maladies par l'alimentation vivante, une nourriture biologique complète non raffinée ainsi que du temps passé dans la nature…soleil, air pur, exercice, jeux pour les enfants etc.

D'autre part, j'ai appris que les vaccins contenaient un grand nombre de toxines, du formaldéhyde et du mercure et d'autres ingrédients très suspects. J'ai appris que lors des campagnes de vaccination de masse il y avait aussi des épidémies de la maladie même contre laquelle on vaccinait. J'ai appris que la fréquence de la plupart des maladies avait diminué bien avant l'introduction des vaccinations grâce aux progrès de l'alimentation et de l'hygiène. Et pour finir, j'ai appris avec tristesse que beaucoup d'enfants sont handicapés ou même morts à la suite de vaccins. Tout ceci ressemble un peu à une roulette russe.

Pour des maladies comme la varicelle, la rougeole et les oreillons, il est assez facile de décider de ne pas vacciner. J'ai compris les bases des soins naturels à donner lors de ces maladies pour diminuer l'inconfort et j'ai apprécié le fait que mon fils allait ainsi acquérir une réelle immunité. Le dernier vaccin pour lequel j'ai hésité a été celui du tétanos. C'est le livre «Des enfants sains sans médecins» de Robert Mendelsohn* qui m'a aidée à prendre ma décision. Cet auteur n'a pas seulement été pédiatre pendant plus de vingt ans, il était professeur de pédiatrie. Il fait remarquer que chaque année la page concernant les effets secondaires du vaccin tétanos devient plus longue. A la même époque, j'ai appris qu'on pouvait laver la plaie avec des sels d'Epsom puis la couvrir d'une feuille de plantain, tout ceci utile pour des plaies par piqures. Mon professeur avait guéri de graves infections grâce à ce traitement.

Maintenant, huit ans plus tard, j'en sais encore plus. Louis Pasteur avait dit sa vie durant que nous devons nous protéger de l'invasion des bactéries. Et pourtant, sur son lit de mort, il tint un tout autre discours, en accord avec celui de son rival et collègue Antoine Béchamp : la santé est déterminée par le terrain de l'individu. C'est en étant en bonne santé que nous sommes protégés… pour moi, injecter du formaldéhyde, des virus et des bactéries directement dans le courant sanguin me paraît la dernière chose à faire pour construire sa santé.

J'ai donc décidé d'élever mon enfant d'une manière saine à mes yeux. Il mange de la nourriture biologique et non raffinée que nous produisons en grande partie nous-mêmes. Nous sommes beaucoup dehors, nous n'avons pas de TV et regardons peu de films, préférant être ensemble à jouer ou à lire. Nous travaillons à exprimer nos émotions de façon saine (le stress est une des causes principales des problèmes immunitaires). Nous équilibrons les temps d'activité et les temps calmes d'introspection.

Mon fils grandit bien. Il est intelligent et curieux...gentil et compatissant...et beaucoup plus conscient que je ne l'étais à son âge. Il a eu la varicelle sans démangeaisons importantes. J'ai appris que ces «maladies» sont détoxifiantes pour le corps. De même, la fièvre stimule nos défenses immunitaires. Il faut juste être attentif à bien s'hydrater. Donc, nous buvons des jus et mangeons peu, avec du repos et de la patience. La seule fois que mon fils a été vraiment malade, il avait trop mangé de produits laitiers. Il a fait là un gros rhume qui a tourné à un peu de toux, c'est la seule « maladie » qu'il n'ait jamais eue. J'en comprends la cause et ne vois pas cela comme une maladie. Je pense profondément que nous sommes faits pour être en bonne santé, vibrants et libres de toute intervention médicale. C'est normal et naturel. C'est seulement lorsque nous nous éloignons du naturel que notre corps s'exprime par les maladies.

Certaines nouvelles lois me font souci. En Californie, une école allait de porte en porte pour vacciner les enfants. Beaucoup de parents bien intentionnés ne connaissent pas leurs droits de ne pas vacciner, et pourtant on peut obtenir des formulaires d'exemption dans presque chaque état; il faut chercher les lois dans votre état. Il existe des exemptions pour raisons philosophiques, médicales ou religieuses.

Ce n'était pas facile avec certains membres de ma famille. Mon beau-père, avocat, m'a dit crûment de ne pas mettre son petit fils en danger et refusa de lire les livres reçus lors de mes cours. Je devais vraiment me faire confiance.

Pour tenir bon, il faut vraiment avoir étudié le sujet. Un

excellent livre plein de documentation et de statistiques est le suivant : « Vaccins…sont-ils vraiment surs et efficaces », par Neil Z Miller. L'information qu'il donne est très complète. Je recommande aussi d'étudier les moyens naturels de conservation de la santé et de traitement des «maladies».

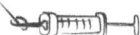

«Je suis maman d'une fille de neuf ans et d'un garçon de onze ans. Mon fils a eu ses premiers vaccins vers dix huit mois, puis nous avons été voir des amis au Texas qui ont deux enfants lésés par les vaccins (le ROR). Leur mère m'a demandé POURQUOI je vaccinais. Je ne m'étais jamais posé la question: c'est juste une chose que tout le monde fait. Et depuis ce jour là, j'ai refusé TOUS les vaccins. Mon aîné est allé au jardin d'enfants de l'école publique, puis nous avons fait l'école à la maison. Nous aimons beaucoup voyager, en général en bateau à voile vers différents pays et les enfants n'ont jamais été malades sauf parfois un rhume qui passe vite. Ils vont chez le médecin une fois par année pour garder le contact. J'ai dû me battre avec quelques médecins qui tentaient de m'intimider. Souvenons-nous qu'ici aux Etats-Unis nous vivons dans un pays libre, en tout cas pour le moment.

Ce sont des enfants intelligents et rapides qui n'ont AUCUN problèmes à rester calmes sur un bateau pour de LONGUES périodes de temps. Pas plus hyperactifs qu'un enfant normal et absolument libres d'allergies, ce qui je pense est le problème le plus grave à la suite des vaccins. Un autre problème est grave à mes yeux: le vaccin de la grippe injecté à des petits enfants, des femmes enceintes…et des personnes âgées dont le cerveau vieillit. Souvenons-nous de REFLECHIR AVANT D'AGIR.»

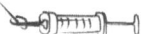

«D'abord un peu d'histoire. Ma fille aînée a été complètement vaccinée jusqu'à l'âge de cinq ans; mon deuxième a reçu deux vaccinations (polio et Hémophilus influenzae) et les deux plus jeunes n'ont pas été vaccinés du tout. Je peux donc comparer d'expérience la santé des vaccinés et des non vaccinés. C'est l'aînée qui est plus souvent et le plus gravement malade. La deuxième a une BEAUCOUP meilleure santé que la première, mais elle a parfois des bronchites et de l'asthme, jamais graves. Les deux filles non vaccinées passent très facilement leurs maladies.

Nous avions dans la maison, une grippe intestinale. Alors que l'aînée était semi-consciente sur le divan, la petite de quatre ans continuait à jouer. Si elle s'interrompait pour vomir, il lui suffisait d'un rapide câlin et elle retournait jouer quelques minutes après. Quand elle a eu la varicelle, elle n'a eu ni démangeaisons ni douleurs d'aucune sorte, peut-être un petit peu de fièvre. J'étais plus malade avec un rhume de cerveau qu'elle avec sa varicelle! Mes enfants peu ou pas vaccinés ont fait la varicelle facilement aussi. Ils n'ont eu aucune maladie grave ni aucune otite, seulement la cinquième maladie et «pieds-mains-bouche», aussi sans aucune complication ni visite au médecin. Juste du repos. Les deux plus jeunes sont toujours moins malade et moins longtemps que l'aînée.

Aucune des deux petites n'a jamais eu besoin d'un antibiotique, elles n'ont eu ni allergies, ni asthme, ni aucune otite. La grande a eu des otites chroniques et a été opérée (diabolos* dans les tympans), c'était donc magnifique de ne pas devoir revivre ça. Elles ne voient le médecin qu'occasionnellement pour des contrôles.»

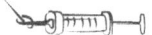

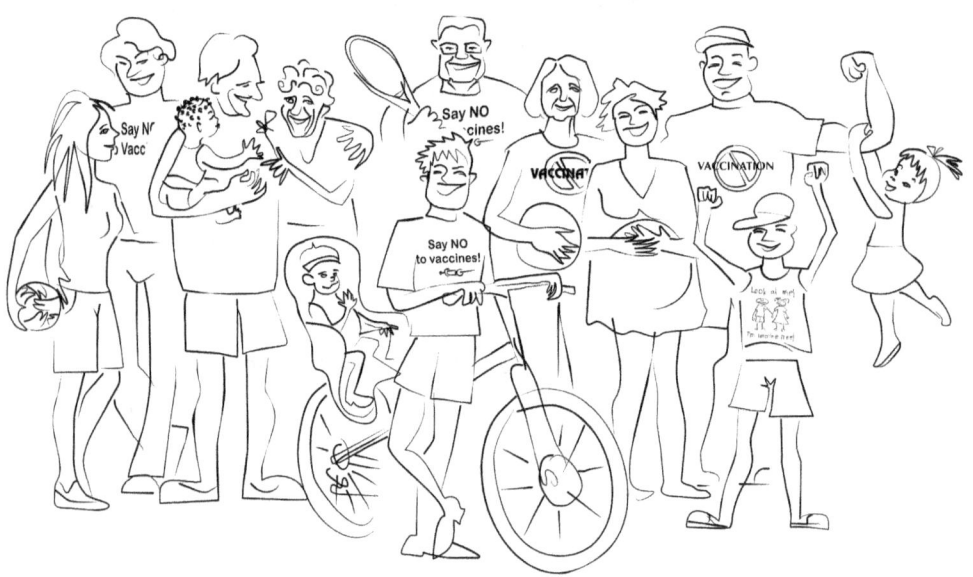

Canada

«Nous sommes les parents de six enfants heureux, c'est la quatrième génération d'individus non vaccinés. Mes grands parents, âgés de plus de 80 ans, ont été des gens travailleurs sains, actifs et ils ont encore leur joie de vivre et leurs intérêts dans leur vie; ils vivent chez eux et sont alertes, capables de jardiner, de voyager et de jouir de leurs arrière petits enfants. Nos parents sont dans la cinquantaine ou la soixantaine, aussi non vaccinés et travailleurs; ils ont toujours été en bonne santé et ont choisi des styles de vie sains pour leurs familles. Nous sommes dans la trentaine et cherchons aussi à maintenir un style de vie sain, actif et non médicalisé. Pour nous, les grossesses sont faciles et les accouchements simples et rapides, sans aucun problème du post-partum. Nos enfants n'ont aucun trouble du comportement.

Nous croyons que c'est Dieu qui nous donne une bonne santé, mais que les choix que nous faisons affectent cette santé. Nous vivons dans une grande communauté où beaucoup de gens ne vaccinent pas et je ne connais aucune personne autiste ni souffrant des maladies habituelles de notre époque. Nous avons tous les deux des anticorps car nous avons fait la rougeole comme enfants et avons traversé sans heurts nos varicelles, oreillons et coqueluches. Etre entourés de non vaccinés a rendu notre décision facile, mais nous avons étudié la question lorsque nous attendions notre premier enfant. Nous ne prétendons pas avoir toutes les réponses mais nous sommes heureux d'avoir tenu bon dans notre décision de ne pas vacciner. Nous espérons que beaucoup seront encouragés à prendre le même chemin!»

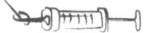

«Mon fils a deux ans et demi et est en très bonne santé. Son père et moi avons été vaccinés, mais, pour lui, nous avons décidé de nous renseigner sérieusement. J'avais suivi une formation de naturopathe holistique et savais bien quelle quantité de toxines se trouve dans des produits qui nous sont vendus comme étant « OK ». Personne ne peut nier la présence de toxines dans nos vaccins, les études scientifiques sur leur action existent et nous avons simplement décidé de ne pas y exposer notre enfant. Nous faisons beaucoup de choses pour maintenir son système de défense immunitaire et son corps en bon état de marche. J'ajoute des légumes biologiques dans tous les aliments où c'est possible et limite la quantité d'aliments raffinés qu'il ingère (à la maison surtout, car on ne peut pas vivre dans une bulle). Quand il a un rhume, je lui donne des remèdes à base de plantes, des huiles essentielles, des vitamines et des minéraux pour le fortifier. S'il a une fièvre, je la surveille mais ne la combats pas (en tout cas pas les premiers jours) et il se bat très efficacement contre l'infection. Son thérapeute principal est un naturopathe et nous avons aussi des discussions franches avec notre médecin de famille au sujet des maladies de notre région qui pourraient être mortelles pour un enfant en bonne santé (aucune – dans le programme officiel des vaccinations).

Ce ne serait pas responsable de nous borner à « ne pas vacciner » nos enfants en ignorant le fait que leurs corps en croissance doivent être encouragés à construire un système de défense immunitaire solide. Nous connaissons les symptômes des maladies graves et sommes très à l'aise par rapport à la santé de notre fils. Il réclame ses vitamines si j'oublie de les lui donner. C'est un petit garçon heureux, sain, qui mange de la poussière et aime les petites bêtes. Il franchit ou dépasse les étapes de son développement et aime ce qu'aime un enfant «normal».

La vie est faite de risques et de choix et nous devons vivre avec les choix que nous faisons. Pour moi, la conclusion est la suivante : si je vaccinais mon enfant et qu'il en subisse une grave complication, comment pourrais-je le supporter? OU: si je ne le vaccine pas et qu'il attrape une maladie handicapante ou fatale, comment pourrais-je le supporter? Deux choses sont certaines dans la vie 1. Vous mourrez un jour et 2. On ne peut prédire l'avenir. En conséquence, il ne me reste qu'un choix, qui est de ne pas vacciner et d'avoir un style de vie le plus naturel possible. Injecter des toxines dangereuses à un bébé pour éventuellement le «protéger» contre quelques uns des NOMBREUX événements de la vie n'était pas un risque que j'étais prête à assumer. Seuls les parents peuvent savoir quel choix est bon pour eux car ils vivront avec leur enfant et avec les choix qu'ils ont fait pour lui.»

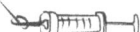

«Notre fils a six ans et demi. Avant sa naissance, nous avons étudié les vaccinations et décidé de ne pas le vacciner pour plusieurs raisons. J'ai souffert d'un asthme sévère, d'eczéma et d'allergies pendant toute ma vie. Connaissant le caractère héréditaire de mes problèmes de santé je savais que mon enfant pourrait souffrir de la même manière et nous ne voulions pas surcharger son système avec en plus des vaccinations. Nos recherches parlaient de scénarios du 19e siècle sans prendre en compte les progrès de l'hygiène et de la médecine. Je pensais que les maladies contre lesquelles on vaccine sont rares et que cela ne justifie pas le risque d'effets secondaires des vaccins. Nous connaissions aussi le lien vaccins-autisme.

A la naissance, nous savions ce que nous voulions refuser: vitamine K et antibiotiques. Nous voulions aussi garder le lien du bébé avec le placenta le plus longtemps possible etc…mais nous savons tous que tout n'est pas toujours prévisible. Il fallut faire une césarienne d'urgence, ce qui bouscula tous nos plans. Les médecins lui donnèrent des antibiotiques à cause d'un taux élevé de globules blancs; il reçut la vitamine K et les gouttes oculaires. Mais en fait, tout allait bien. Plus tard, un autre médecin nous dit que tous les nouveaux nés ont un taux élevé de globules blancs. Nous étions furieux contre le premier médecin qui ne s'était pas gêné de nous mentir.

Depuis lors nous avons repris le contrôle de la situation. Lorsque j'ai dit à mon médecin de famille que nous n'allions pas le vacciner, il eut un petit sourire et répondit «Bonne chance pour l'inscrire à l'école». Cette technique faite pour nous effrayer n'était basée sur rien. Nous n'eûmes aucun problème avec l'école ni avec le fait qu'il n'était pas vacciné. Cependant, quand il était petit, je passais des heures sur l'ordinateur quand il était malade dans la crainte qu'il ait une maladie grave. Mais chaque fois, ma décision restait ferme.

Je voudrais dire (touchons du bois) que mon fils est en excellente santé et fort. Quand il est malade, cela ne dure pas. Il est en première année primaire après le jardin d'enfants et son système immunitaire semble meilleur que jamais. Il se roule dans la poussière, mange de la neige et joue dans les parcs pleins de microbes. Il a eu petit un peu d'eczéma, mais beaucoup moins fort que moi, heureusement. C'était un bébé calme qui dormait bien et pleurait peu. J'ai vu beaucoup d'enfants vaccinés grognons, souffrant de coliques ou malades après leur première injection. C'est ce que j'ai observé, rien de plus. Ma sœur est infirmière-sage-femme et ne peut comprendre notre décision. Elle sait beaucoup de choses sur le corps mais a été influencée par la pensée médicale occidentale. Elle n'a jamais fait de recherche sur les vaccinations. Sa fille est un de ces bébés grognons et déséquilibrés après son vaccin, peut-être pas tout de suite après, mais dans l'intervalle de quelques semaines ou d'un mois. Quelque chose a changé.

Nous ne voyagerons pas dans certains pays où certaines maladies sont fréquentes, ce sont des risques inutiles. Je ne regrette pas notre décision mais n'en parle ouvertement que si je connais bien les gens. C'est un sujet brûlant.»

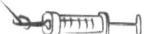

«Nous avons cinq enfants entre 13 et 24 ans. Quand notre premier fils est né nous n'avions pas confiance dans les vaccinations. Un de mes cousins avait vacciné récemment sa fille de trois mois, qui avait convulsé le jour suivant. Le rapport entre le vaccin et les convulsions avait été nié, c'était en 1988 et à cette époque il n'y avait pas beaucoup d'information sur les vaccinations. Internet n'existait pas. Personne d'autre ne s'intéressait au sujet, personne n'en parlait et il n'existait aucun groupe de soutien ou d'information. Nous avons cependant décidé que la santé de notre enfant était trop importante pour obéir aveuglément à la routine vaccinale et aux pressions des gens sans au moins travailler le sujet de façon à pouvoir prendre une décision en connaissance de cause. Nous avons trouvé de bons livres qui nous aidèrent à affirmer notre conviction que les vaccins ne sont pas une bonne chose. Nous avons appris qu'ils contiennent des produits chimiques et des toxines qui peuvent léser le système immunitaire et le système nerveux de l'enfant. Nous avons aussi appris que vacciner n'est pas immuniser et que cette «immunisation artificielle» due au vaccin risque d'endommager son système immunitaire naturel. Nous ne voulions pas prendre ces risques, car nous pensions que le risque du vaccin était plus grand que celui de la maladie contre laquelle il est censé nous protéger.

Depuis cette décision prise il y a presque vingt cinq ans, aucun de nos enfants n'a été vacciné. Ils sont tous en bonne santé avec un poids normal. Ils ont traversé quelques infections respiratoires et intestinales dans leur vie, juste de quoi fortifier leur système immunitaire. Ils ont toujours complètement guéri sans aucuns médicaments, antibiotiques ou autres. Ils n'ont eu ni angines, ni otites, ni allergies, ni asthme, eczéma ou problèmes digestifs.

Nos enfants sont sans vaccins et sans médicaments depuis vingt quatre ans. Nous ne suivons pas le modèle médical«normal», n'ayant pas de médecin de famille. Nous privilégions plutôt la naturopathie et la chiropraxie, ainsi qu'une bonne alimentation et de l'exercice.

Il est clair pour nous, en regardant le passé, que nous sommes absolument certains d'avoir eu raison. Ne pas avoir été vacciné est un cadeau pour chacun de nos enfants. Nous sommes heureux qu'ils pensent tous faire de même lorsqu'ils fonderont une famille.»

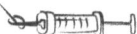

«Dix huit ans sans vaccinations. Je suis un de ces parents qui a choisi de ne pas vacciner leurs enfants. Je ne parlerai pas en détail de toutes les raisons motivant cette décision, mais je peux vous dire que je crois dans le pouvoir naturel du corps de se guérir lui-même, surtout si nous n'interférons pas. Voici comment cela s'est passé.

Mes filles ont dix sept et dix huit ans. Ma décision de ne pas les vacciner a fait suite à une longue étude des pour et des contre. Je suis reconnaissante d'avoir su alors que j'avais le choix. Merci aussi aux familles d'enfants lésés par les vaccinations qui ont croisé mon chemin il y a de longues années lorsque je gérais un magasin de produits naturels. Ils étaient assez courageux pour partager leur histoire et informer ainsi les autres (dont moi) que nous avons vraiment la possibilité du choix dans ce domaine. Je crois que toute expérience a un sens. J'ai donc écouté ces gens et décidé de ne pas vacciner. Rapidement après, j'ai commencé à avoir peur. Des «et si?» et des «comment peux-tu imaginer d'être une mauvaise mère?» tournaient dans ma tête, appuyés par l'opinion médicale conventionnelle. Je devais prendre une décision. J'ai alors respiré profondément pour atteindre profondément en moi ma sagesse, et non mes programmations intellectuelles, et j'ai trouvé ma réponse.

Dix huit ans après, je peux écrire que mes filles vont bien. Leur statut de non vaccinées ne les a jamais empêchées de faire quoi que ce soit. Elles ont voyagé dans le pays, ainsi que dans d'autres continents et d'autres environnements et elles n'ont pas été malades. Exceptionnellement, elles vivent quelques jours pendant lesquels j'ai fait les observations suivantes:

Jour un: fatigue; jour deux et trois: fièvre; jours quatre et suivants symptômes d'infection; jours 12 à 21: convalescence, puis guérison totale et meilleure immunité.

Partager notre expérience me permet d'informer d'autres gens. Vacciner n'est pas une décision personnelle, il faut s'informer pour sortir de la peur. Heureusement, en tant que canadiens, nous avons des droits constitutionnels et la liberté de choix pour garder notre santé.»

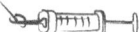

«Ma fille de 19 mois n'a reçu aucun vaccin et elle est je crois l'enfant en meilleure santé que je connaisse. Elle est suivie par un naturopathe qui la compare à une image de la santé. Il faut savoir que nous soignons sa santé de toutes les manières possibles (suivant nos idées) en la nourrissant de produits biologiques et lui donnant de l'eau filtrée à boire et dans son bain. Elle joue cependant dans la terre et cela va stimuler son système immunitaire (je faisais cela comme enfant et je suis encore vivante). Au contraire des fabricants de vaccins (Big Pharma) je ne pense pas que nous sommes condamnés à mourir si nous ne sommes pas vaccinés contre tout ce qui rode autour de nous (et n'oublions pas qu'il y a dans les vaccins beaucoup beaucoup de produits chimiques dangereux). Elle mange une nourriture plutôt alcaline et arc en ciel, crue, non raffinée, surtout des fruits et des légumes avec quelques suppléments (de l'huile de poisson- en choisissant de petits poissons pour éviter le plus possible le mercure - ainsi que des probiotiques). Je m'applique à ne lui donner que le meilleur possible.

J'ai étudié les vaccins huit heures par jour pendant sept mois, ce qui m'a fait vivre plusieurs étapes : au début, quand ma femme m'a demandé de le faire, je lui ai dit que les vaccins étaient à mon avis surs et efficaces. Puis j'ai jugé que certains étaient bons et d'autres mauvais mais que tous pouvaient être améliorés. Troisièmement, j'ai découvert des mensonges facilement repérables ou parfois cachés sur des sites pro-vaccins comme «Santé Canada, OMS» etc . J'ai réalisé récemment que ces sites sont tous horribles (ils paraissent sensés, mais tout ne l'est pas, ils maquillent même les statistiques; le déclin des maladies bien avant l'emploi en masse des vaccins montrent bien leur inutilité; les nombreux dangers, effets secondaires et problèmes neurologiques sont minimisés ou délibérément modifiés, dans le but d'encourager la promotion et l'utilisation des vaccins).

Je ne suis pas là pour convaincre quiconque de faire ce que j'ai fait ni d'aller jusqu'aux extrêmes où je suis allé. Chacun fait son choix mais il faut se poser des questions et faire des recherches. Malheureusement, je parle d'expérience en disant que les gens que je connais qui vaccinent leurs enfants sont pour la plupart peu curieux ou dans le déni et ne font pas de recherches (je ne prétends pas savoir pourquoi, mais j'ai des soupçons sur le rôle de la culpabilité et le refus d'admettre qu'ils ont peut-être fait une erreur en vaccinant!)

Mon expérience personnelle est peut-être différente de la vôtre, ce qui est absolument OK. Réalisez cependant que les médecins poussent ce qu'on leur dit de pousser, qu'ils y gagnent leur vie et reçoivent des cadeaux de la part des fabricants (voyages et bonus) en proportion de tout ce qu'ils vendent ou font acheter de «médical». Ce ne sont pas de mauvaises gens, mais l'appât du gain peut empoisonner l'âme humaine et certains d'entre eux pensent bien faire, après des années de programmation mentale. Ce que j'écris là n'est pas une théorie de la conspiration, j'en ai parlé avec beaucoup de médecins, de spécialistes et de praticiens de santé alternative dans différents domaines. Les médecins sont des êtres humains, ils ne sont pas parfaits. Moi non plus je ne suis pas parfait, mais mon appétit pour les faits, la vérité, le bien-être de ma famille, celui de ce monde et de notre environnement m'a amené à découvrir de nombreux conflits d'intérêts et incidents regrettables, de tristes histoires qui se répètent et la propagande. S'il vous plait, informez-vous, la connaissance est la clé du pouvoir. Si le public réclame au moins une information objective et des études sur la santé des enfants vaccinés ou pas, les choses ne peuvent que s'améliorer.»

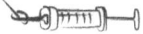

«Mon fils aîné a souffert d'un trouble du spectre autistique après son vaccin ROR, mais sa sœur cadette est en parfaite santé et n'a eu aucun vaccin, à quatorze ans. Elle s'exaspère lorsque ses camarades se mettent aveuglément à la queue leu leu à l'école pour leurs vaccins. «Ils ne se demandent pas ce qu'ils contiennent et s'il n'y a pas d'effets négatifs?» Mes enfants sont les seuls de leur classe à refuser les vaccins.

Je vois bien la différence de développement entre mes deux enfants, aussi bien comme maman que comme praticienne en naturopathie et auteure de trois livres. Nous avons vécu quatre années de cauchemar avec mon fils hospitalisé sept fois pour une grave constipation (il a dû une fois être endormi complètement pour extraire ses selles à la main). Certains jours, il ne faisait que s'asseoir dans un coin en se balançant comme un battant d'horloge. Il refusait le contact du regard et son langage et sa croissance étaient complètement bloqués. A dix huit mois, nous avons cru le perdre lors d'une grave pneumonie. L'expérience avec ma fille était juste le contraire.

Elle a grandi naturellement, magnifiquement et facilement. Aucun vaccin, aucun antibiotique, pas même un sirop pour la toux. Je faisais alors mes études de naturopathie. En quatorze ans, je peux compter sur les doigts d'une seule main les rhumes ou grippes qu'elle a attrapés. Mes enfants étaient dans une école Waldorf ou nous faisions l'école à la maison. Et on voyait clairement que ma fille se développait socialement et scolairement avec joie et facilité, au contraire de mon fils qui se trouvait face à des défis où il avait besoin d'aide. Quand il dessinait un arbre, les racines ne touchaient jamais le sol! Dans les premières années d'école, il peinait sur des apprentissages tout simples.

J'ai le plaisir d'écrire que mon fils a maintenant dix sept ans et qu'il grandit bien. Il a chanté dans la chorale nationale et aime les acrobaties sur trampoline et l'Aïkido. C'est un élève moyen à l'école publique où il est maintenant intégré à 88%. Il aime les sujets d'environnement et désire étudier la technique manuelle Bowen après sa scolarité.

Ma fille aussi fait de bonnes études et continue à grandir de façon naturelle. Elle fait une formation de cavalière au niveau Olympique. Je suis très fière d'être la maman de ces individus gentils, aimants, capables et réfléchis.»

Allyson McQuinn, Allyson McQuinn, docteur en naturopathie médicale et en homéopathie, formé en naturopathie anthroposophe orgonomique médicale (www.arcanum.ch), www.arcanum.ch

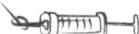

«En septembre 1991, à la naissance de notre enfant, nous devions prendre une décision par rapport aux vaccinations. Je savais que les vaccins pouvaient entraîner des problèmes mais n'avais pas accès à beaucoup d'information.

J'avais lu "Confessions of a Medical Heretic" du Dr. Robert S. Mendelsohn. A la fin de cette lecture, je savais que ce serait jouer à la roulette russe avec la vie de mon enfant si je le vaccinais. Notre médecin n'était pas ravi mais nous laissa tranquille.

Quand il apprenait à marcher, notre fils a fait la coqueluche et l'infirmière de l'hôpital nous a dit alors qu'un vaccin ne l'aurait pas protégé contre cette souche là de la maladie. Adolescent, il fit la varicelle et guérit en une semaine.

Nous faisions l'école à la maison et il ne rencontrait pas beaucoup d'enfants malades, mais maintenant il est au collège et ses camarades ont souvent des rhumes et des grippes. Cet hiver (2011-2012) il a eu une grippe qui a duré quelques jours, et quelques petits rhumes. C'est un jeune homme très actif et en pleine santé.»

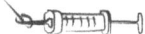

«Mon fils a dix ans et n'a reçu aucun vaccin. Il a eu une otite à douze mois, puis a toussé pendant trois mois jusqu'à une visite à un naturopathe qui l'a guéri avec des plantes. A deux ans, je lui fis attraper la varicelle de son cousin et chez lui cette maladie a duré un jour. A cinq ans, il s'est réveillé un matin et ne tenait plus debout sans aucun autre symptôme, ni fièvre, ni éruption, ni changement de l'humeur. Le médecin parla de «synovite toxique», problème banal. Nous devions le lui remonter s'il n'allait pas mieux quatre jours après. L'enfant avait heureusement un rendez-vous avec un énergéticien qui libéra son système de l'élément «rubéole». Les douleurs des hanches ont vite disparu et il va très bien depuis. Je pense qu'il a «attrapé» cette rubéole d'un autre enfant récemment vacciné.

Il est solide et mange très sainement. Il est doué, consciencieux et gentil. Il a eu au maximum deux grippes et deux rhumes. Nous avons choisi de ne pas le vacciner et ne regretterons jamais cette décision. Je suis moi-même homéopathe et j'ai bien étudié les vaccinations; je me sens sure de moi. Si seulement le public savait ce qui se passe vraiment quand on vaccine ses enfants!

Sandy Wright, Canada, www.wrighthealthcentre.com

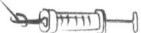

«Je suis maman de deux enfants non vaccinés. Ils ont beaucoup voyagé, de l'Amérique du Sud à des fermes d'indiens jusqu'au Moyen Orient, ainsi qu'à travers l'Europe et l'Amérique du Nord.

Tous deux sont heureux et sains, calmes et disciplinés dans les circonstances les plus difficiles comme les longs trajets en avion. Ils sont sociables et bons élèves. Ils n'ont vu chacun un médecin qu'une seule fois dans leur vie. Ils n'ont ni asthme ni problèmes de peau et de rares rhumes et douleurs d'oreilles.

En y repensant, j'aurais du utiliser l'homéo prophylaxie et d'autres moyens en voyageant en Inde. Tout allait bien jusqu'au retour de l'Inde où mon fils de deux ans et moi avons eu des problèmes digestifs cédant à des médicaments naturels et à des modifications alimentaires.

L'école vient de me dire que mes enfants devraient être vaccinés parce que nous étions sortis du pays pendant plus de trois mois pendant ces cinq dernières années, mais pour finir, cette information était fausse. L'école n'en était pas responsable, mais le gouvernement lui avait donné une information peu claire. A la suite de cela, le gouvernement me demanda de signer une lettre (introuvable sur le site du gouvernement, je ne suis pas la seule à le dire) qui stipulait quels vaccins mon enfant n'avait pas reçus ni n'allait recevoir. Encore un obstacle à franchir. Les employés gouvernementaux s'occupant de notre cas étaient agréables, ce qui était une bonne chose. Je suis très reconnaissante à la Constitution canadienne qui a prévu le droit de ne pas vacciner. C'est une chance pour les parents qui hésitent à vacciner.»

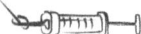

«J'ai trois enfants de cinq, trois et un an. Le premier a reçu tous les vaccins jusqu'à l'âge de dix huit mois et les deux autres aucun vaccin. Ils sont en très bonne santé et rarement malades sauf un rhume occasionnel. Jamais eu d'otites, d'angines à streptocoques, de bronchites ni aucune des maladies des enfants autour de nous. Ils guérissent très vite de leurs petites maladies et n'ont ni allergie ni aucun problème de santé. Le premier avait de l'eczéma comme bébé et pas les deux autres. Ils n'ont JAMAIS eu besoin d'antibiotiques.

Je me sens en paix avec ma décision de ne pas vacciner. Après de nombreuses lectures sur le sujet, le fond de ma pensée est que je n'ai pas confiance dans les vaccins ni dans ceux qui les fabriquent. Je préfère mettre ma confiance dans le corps que Dieu a donné à mes enfants et en un certain style de vie pour qu'ils conservent leur santé.»

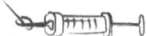

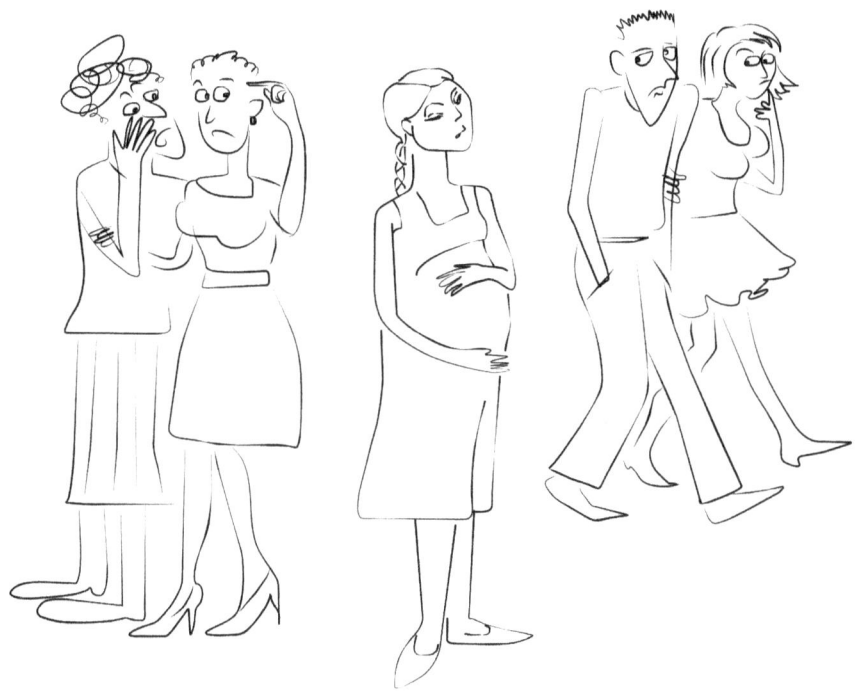

«Je suis la maman célibataire d'une fillette de quatre ans. Dans le passé, j'ai été vaccinée (même sur vaccinée). En 2001 j'ai travaillé quatre mois dans une fouille archéologique dans une zone rurale d'Europe de l'Est dans le cadre de mes études à l'Université d'Ottawa. On nous avait encouragés à nous vacciner complètement. Je ne connaissais rien au sujet et suis allée innocemment à la Clinique des Voyageurs. Nous avons au Canada une couverture médicale de remboursements qui bien sur inclut les vaccinations. Ma liste dépassait les normes habituelles et ils réussirent quand même à me convaincre que je devais tous les faire pour éviter de terribles maladies. Je n'avais guère plus de vingt ans et n'y connaissais rien, et je n'aurais pas pensé à faire des recherches sur cette toute petite quantité de liquide à injecter dans mon corps. Je n'ai donc fait aucun lien entre ces injections et les nouvelles réactions «allergiques» qui m'ennuient encore maintenant. Je suis devenue hypersensible aux odeurs et je réagis immédiatement aux savons, adoucissants, crèmes pour les mains, désodorisants, parfums etc. Quand j'en parle, les gens ne me croient pas ou supportent mal mes remarques sur les «odeurs». Ce n'est qu'il y a deux ans que j'ai compris...oui, j'ai pris mon temps! J'ai aussi des intolérances alimentaires, aux sulfites et autres agents préservatifs.

C'est alors qu'apparut dans ma vie ma magnifique petite fille. A quatre mois de grossesse, je me suis trouvée «au bon moment au bon endroit». Je bavardais avec une dame (une infirmière) qui me disait ne pas avoir vacciné ses enfants. J'ai d'abord pensé «cette femme est folle...veut-elle vraiment le meilleur pour ses enfants? Comment peut-elle les mettre dans une situation si dangereuse?» Mais l'idée restait dans ma tête. Quelques semaines plus tard, chez mon chiropraticien, je passai devant une vidéo montrant une spécialiste des vaccins nord américaine (j'ai oublié son nom) qui parlait de tous les dangers des vaccinations. J'ai emprunté cette vidéo et passé ce vendredi soir là en compagnie de ce film qui m'a ouvert les yeux. Grâce au réseau merveilleux qu'est Internet, j'ai sérieusement étudié le sujet et rapidement décidé de ne pas vacciner mon futur bébé.

Fière et heureuse de cette grande découverte, j'ai commencé à la partager avec mes amis et ma famille, mais je ne peux pas dire que j'ai été bien reçue! La plupart m'ont regardée comme si j'étais une extra terrestre. Même si c'était il y a seulement quatre ans, il me semble que les gens sont plus ouverts aujourd'hui. J'ai dû maintenir fermement ma position en face de notre médecin de famille qui à chaque consultation me tarabustait sur mes motifs et essayait de me faire changer d'opinion. Pour finir, elle me laissa tranquille, jugeant probablement que j'étais « un cas perdu ».

Ma fille est une grande et fine, l'image de la santé parfaite. Nous sommes des «granolas»*, car nous mangeons très bien (fruits, légumes et viande biologiques). Elle a bien sur fait quelques rhumes et diarrhées, mais rien d'important. Elle sort très vite de ses maladies. Je suis une institutrice exposée toute la journée aux microbes. Je lui en rapporte et elle aussi rencontre des enfants malades à la garderie. Cependant, si je compare avec mes amis qui ont des enfants du même âge, je les vois souvent prendre congé pour s'occuper de leurs enfants malades ou les amener chez le médecin. Cela ne m'arrive pas.

Lorsqu'elle eut quelques mois, la peur de la grippe H1N1 frappa la planète. Les gens autour de moi essayèrent par tous les moyens possibles de me persuader de la vacciner. Mes propres parents pensaient qu'elle allait mourir et que ce serait de ma faute. J'ai étudié la question et suis restée ferme sur ma position de ne pas la vacciner. Assez vite après la «campagne de vaccination» dans la ville, j'ai remarqué des réactions chez les enfants de ma classe, des membres de ma famille et des amis. Mais personne n'accusait le vaccin.

Je suis aujourd'hui en litige avec le père de mon enfant qui a décidé qu'il était maintenant prêt à être un père et désire «soudainement» une garde partagée, ce que je refuse. Comme il a peu d'arguments en sa faveur, il a mis en avant ma décision de ne pas vacciner, m'accusant en tant que parent de faire de mauvais choix pouvant mettre en danger la santé de ma fille. Il n'y a pas eu beaucoup de cas de ce genre au Canada, il est donc difficile de prévoir ce qui va arriver. On attend le verdict... je croise les doigts.»

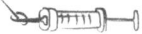

«Notre fille magnifique n'a jamais attrapé aucune maladie de ses camarades, elle n'a JAMAIS pris aucun médicament (nous n'y étions pas opposés s'ils avaient été indispensables). Elle n'a eu aucune otite, ni eczéma, monilia, angine ou rhume grave où nous aurions eu besoin d'un médecin. Tous les amis de son âge que nous connaissons ont eu un (souvent deux) de ces problèmes et tous sont vaccinés. Je ne pense pas CEPENDANT que les vaccins soient la seule cause de ces maladies mais il existe certainement un lien qui ne devrait PAS être ignoré. Notre enfant a rampé et marché à des âges normaux, mais par contre elle a commencé à faire de petites phrases à un an et progresse rapidement dans le langage. A dix huit mois, elle connaissait les formes, l'alphabet et les nombres jusqu'à 10, pouvant les nommer et les reconnaître. Elle formait des phrases complètes avant deux ans et maintenant qu'elle a deux ans et demi, elle a une meilleure relation avec des enfants de cinq ans qu'avec ses pairs dans beaucoup de domaines.

Je redis que JE NE CROIS PAS que ces différences soient uniquement dues à l'abstention vaccinale. Il existe de nombreux facteurs, la génétique familiale, une grossesse saine, la nourriture (aliments de qualité et acides gras Oméga) et la relation parents-enfant. Je pense aussi que ce sondage au sujet des enfants vaccinés ou non est en relation avec l'ouverture des parents à un style de vie sain. Je sais d'expérience que les parents qui choisissent de ne pas vacciner sont plus conscients dans ce domaine et ont souvent longuement étudié le sujet, comparant les approches médicales modernes et naturelles.

Je ne classe PAS les gens en deux groupes séparés, ceci n'est pas la réalité. C'est mon expérience personnelle, dont j'ai parlé avec d'autres, et je pense que c'est en général vrai si on compare les familles vaccinées ou pas. Un nombre raisonnable de gens étudient le pour et le contre mais ne s'intéressent pas assez aux risques. L'industrie des vaccins cache une majorité des risques et emploie pour convaincre les gens des arguments difficiles à contrer. Leur puissance est telle qu'elle décourage beaucoup de gens à s'y opposer. Les agences de santé gouvernementales soutiennent aussi à 100% l'approche allopathique communément admise et découragent toute autre approche. Personne n'aime se sentir au ban de la société et beaucoup de parents baissent les bras de peur d'être mal vus, même s'ils désireraient agir autrement.

Pour terminer, je dirai que les 100% des gens (vaccinés ou non et j'inclus ici tous mes médecins et praticiens de santé) cherchent la meilleure solution pour eux-mêmes, leurs familles et leurs clients. N'oublions pas cependant que le but de tout commerce est d'ABORD de gagner de l'argent (c'est la base évidente de l'enseignement commercial). Il faut cependant évaluer dans chaque cas l'équilibre du profit avec celui d'une honnête relation thérapeutique. Il faut voir les choses d'en haut, sans juger le praticien individuellement mais aussi l'industrie, ses exécutants et ses intérêts. Il faut vraiment laisser notre instinct naturel jouer son rôle en face des pressions, et garder l'esprit ouvert.

Le plus important est la confiance et si quelqu'un, dans une industrie, une compagnie, une organisation ou un groupe a été coupable de mensonges, d'altération des faits ou de malhonnêteté, il faut se poser des questions sur leurs motivations et évaluer comment cette perte de confiance peut influencer vos décisions. Faites-vous confiance et faites confiance à votre instinct surtout. Ne prenez pas tout comme du bon argent et ne laissez personne vous faire sentir coupable de vos décisions. Ne cessez jamais d'apprendre et gardez toujours l'esprit ouvert, sans avoir peur de changer d'avis si la confiance, l'évidence et votre instinct vous montrent une autre direction.

Parlez aux gens autour de vous et ne vous isolez pas dans des groupes spécifiques, restez dans l'acceptation et la vraie compassion.»

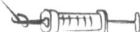

«Je suis maman d'une enfant de trois ans à Ontario, au Canada. Après bien des recherches et des hésitations, j'ai décidé de ne donner à ma fille aucun des vaccins recommandés. J'ai heureusement une famille qui me soutient et je n'ai pas rencontré de résistance, juste des questions. Mon mari a eu confiance dans mes recherches et dans mon avis et m'a aussi soutenue. Nous sommes extrêmement heureux d'avoir pris cette décision.

Bien sur, j'ai un œil d'amour sur ma fille, mais personne ne peut imaginer une petite fille en meilleure santé. Elle est heureuse, intelligente et dépasse tous les enfants de son âge (c'est l'avis de sa maîtresse d'école enfantine). J'en suis bien contente car elle est née en décembre et l'an prochain elle sera la plus jeune de sa classe, ce qui ne me fait aucun souci. Elle n'aura aucun problème social ou d'apprentissage et continuera à dépasser les capacités d'enfants plus âgés qu'elle.

En plus de l'abstention vaccinale, elle est nourrie surtout de produits biologiques et sans OGM et reçoit des suppléments alimentaires de qualité. Les bénéfices de tout cela parlent d'eux-mêmes.

Ma fille a une santé exceptionnelle, sans allergies ni otites. Elle n'a jamais vu un médecin ni reçu d'antibiotiques. Sa personnalité est magnifique et elle comprend tout très vite. J'attends un autre enfant et ne vais pas changer d'attitude...pourquoi le ferais-je?

Je me sens triste devant les parents qui vaccinent. Je vois tellement d'enfants malades ou souffrant de problèmes de développement et ne peux m'empêcher de penser qu'ils auraient pu aller mieux si leurs parents étaient mieux informés sur les risques potentiels et les effets secondaires des vaccinations. J'en parle peu, mais sais au fond de moi que vacciner nos enfants est une erreur et ne vaut pas le risque qu'on leur fait prendre.»

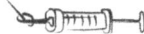

Grande-Bretagne

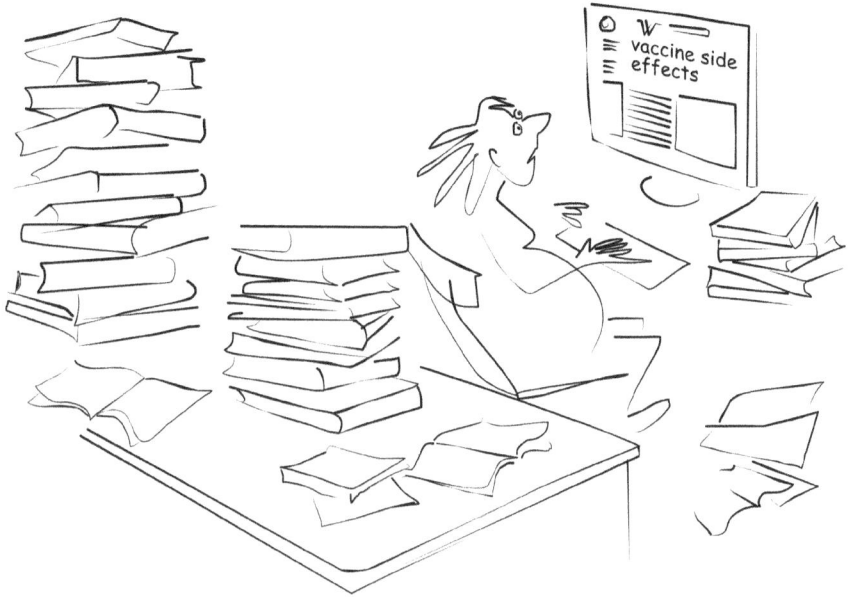

«Ma fille Well, âgée de quatre ans, est libre de vaccins à 100%, troisième génération sans vaccins. Dans les années 40, mon grand père a eu une horrible réaction après un vaccin et il a décidé de ne jamais vacciner aucun de ses cinq enfants. Mon père n'a donc reçu aucun vaccin et ses trois enfants non plus. Il se posait beaucoup de questions quand nous étions petits et décida de ne pas nous vacciner car cela ne pouvait pas être bon pour un bébé de recevoir ces produits chimiques directement dans son courant sanguin.

J'ai la chance de maintenant pouvoir faire des recherches sur Internet. Je savais que je ne vaccinerais pas mes enfants mais je voulais faire mes propres recherches sur le sujet afin que personne ne puisse me dire que je ne savais pas de quoi je parlais. J'y ai dépensé beaucoup de temps et d'argent. J'ai interrogé des médecins, acheté des livres écrits par des médecins et des scientifiques. Je ne voulais pas des opinions, mais la vérité.

Je reçois beaucoup de compliments sur la bonne santé et

l'intelligence de ma fille. A quatre ans, elle n'a jamais vu de médecin. Elle a été deux fois chez un homéopathe pour de petites maladies, mange sainement et joue beaucoup en plein air.

Mon père non vacciné n'a pas été chez un médecin depuis trente ans, ni moi depuis dix sept ans. Enfant, j'ai eu la coqueluche, la varicelle, la rougeole, la rubéole et les oreillons. Chacune de ses maladies a été légère et m'a donné une immunité pour la vie.

Il en a été de même pour mes parents, dans la soixantaine, en pleine santé. L'an passé ils ont fait une randonnée de plus de 300 km d'une côte à l'autre, sac au dos et vivant sous tente pendant un mois. Ils ont aussi plus tard marché environ 400 km. Ils ont des cours de gymnastique trois fois par semaine et n'ont aucun problème de santé. Ils sont végétariens (ma fille et moi aussi). J'ai trente deux ans et suis en bonne santé. Je prends aussi de l'exercice trois fois par semaine et soigne mon alimentation. Nous avons parfois un rhume mais ne prenons jamais de médicaments.»

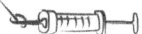

«Je vis en Grande-Bretagne et j'ai une magnifique fille de trois ans qui n'a reçu aucun vaccin, je suis fière de le dire. Elle n'a aucun problème de santé, pas d'allergies ni d'intolérances alimentaires et ne prend aucun médicament. Elle est de loin l'enfant en meilleure santé de notre rue. Est-ce grâce à l'abstention vaccinale? C'est ce que je crois, mais je ne peux le prouver car les «pouvoirs en place» n'ont jamais l'idée de comparer la santé des enfants vaccinés ou non d'une manière scientifique. Il est évident que ce type de recherche n'a jamais été entrepris par l'industrie pharmaceutique ni les gouvernements.

Notre expérience ici en Grande-Bretagne avec les autorités de santé n'était pas trop pénible. Je sais que certaines personnes reçoivent beaucoup de menaces, mais nous n'avons rencontré que des pressions peu agressives à la naissance de notre fille. Si on sait de quoi on parle et garde le cap, les sages-femmes et visiteuses de santé ne nous poussent pas trop. C'était plus difficile pour nos parents car le dogme des vaccins était profondément ancré dans leur génération.

Un voisin pharmacien se souvient d'un grand nombre d'enfants décédés de la rougeole dans son hôpital, et j'ai dû lui faire remarquer que c'était en 1922 que le dernier enfant était mort de rougeole en Grande-Bretagne!! Si vous étudiez la chose, vous verrez que l'ignorance au sujet des vaccins est fort déprimante, même parmi les «professionnels de la santé».

Bien que mon opinion sur les vaccinations soit ferme, j'en parle peu car l'expérience m'a montré que les gens se montrent très défensifs sur le sujet. Je n'ai aucun regret de ne pas avoir vacciné et me demande parfois ce que ressentent les parents qui décident de le faire. Une fois l'injection faite, il n'y a pas de retour en arrière possible et même s'ils ont des doutes, je crois qu'il est virtuellement impossible pour des parents d'admettre qu'ils ont pris une décision qui a fait du mal à leur enfant.

Aux parents qui réfléchissent à vacciner ou pas, je dirais simplement: faites vos recherches, lisez le plus possible et ne croyez pas à l'opinion générale. Vous découvrirez qu'il existe une mauvaise science, de l'argent sale et des politiques encore plus sales dans le domaine des vaccinations.»

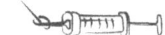

«Mon voyage au pays des vaccins.

Quand j'étais bébé, j'ai eu une forte réaction à la première injection de la coqueluche. J'ai crié presque toute la nuit et ma mère m'a gardée dans ses bras. Je me dis parfois que si elle m'avait mise au lit, j'aurais peut-être fait une mort subite du nouveau-né. Si les médecins ne connaissent pas les causes de la mort subite, comment peuvent-ils affirmer de façon péremptoire que ce ne sont pas les vaccins ? Par prudence, ce vaccin coqueluche n'a pas été répété. J'ai eu la maladie comme adulte, ce qui n'était pas très agréable car ma fille de deux ans l'a eue en même temps. Heureusement, elle l'a traversée sans problèmes, suivie d'une bonne poussée de croissance au niveau physique et comportemental.

Comme adulte, j'ai perdu connaissance deux fois, après un vaccin contre l'hépatite A pour des vacances à l'étranger, puis après une multiple vaccination contenant l'hépatite A. Je pense que les vaccins multiples sont un stress encore plus grand pour le système immunitaire.

J'avais cependant encore la croyance que les vaccinations étaient nécessaires pour protéger nos enfants de graves maladies, et lorsque ma première fille est née, sans aucun problème, je n'envisageai pas de ne pas la vacciner; je ne voulais prendre aucun risque.

Heureusement, la controverse au sujet du ROR m'a poussée à faire des recherches sur les vaccins non combinés, et plus je lisais, plus je commençais à me méfier de tous les vaccins.

Après de nombreuses lectures, recherches, méditations et discussions avec plusieurs professionnels de la santé, je suis arrivée à la conclusion que les vaccins ne préviennent pas toujours les maladies qu'ils sont censés éviter. Ils affaiblissent le système immunitaire et prédisposent à des allergies, des maladies auto-immunes et d'autres problèmes graves. Nous avons donc décidé de ne plus vacciner notre ainée, et les deux petites n'ont reçu aucun vaccin. Je crois fermement que c'est la meilleure décision que je pouvais prendre pour mes filles et qu'un enfant a besoin d'un système immunitaire solide. Je ne vois pas comment l'injection d'un cocktail chimique dans leurs corps pourrait leur être utile.

Nos filles ont maintenant 11, 9 et 5 ans. En comparaison avec les autres enfants, elles sont en très bonne santé. Elles ont des rhumes, des toux, des fièvres, attrapent des virus et de petites maladies d'enfance. Elles ont toutes fait la varicelle et la plus petite a eu la coqueluche à deux ans. Aucune n'a d'allergies et elles supportent bien leurs petites maladies.

Quand l'ainée était petite, elle avait pas mal de fièvres qui duraient plusieurs jours et beaucoup de rhumes et de toux. On lui diagnostiqua une otite séreuse à quatre ans et l'hôpital voulait l'opérer des amygdales et des végétations. Je pensais n'y recourir qu'en dernière extrémité car elle ne souffrait pas de ses oreilles, ni d'angine, ni d'otites et entendait bien. Les mois suivants j'ai été plus attentive à sa nourriture, supprimant les produits laitiers qu'elle adorait. Le lait de chèvre remplaça le lait de vache. Je lui donnai aussi du miel Manuka et l'emmenai voir un ostéopathe crânien qui lui prescrivit un supplément: «Colostrum». Lorsque nous sommes retournées à l'hôpital quelques mois plus tard, la glu derrière ses tympans avait disparu. Le premier médecin avait été catégorique: opération indispensable! J'étais donc très fière d'avoir su éviter cette intervention qui supprime d'importants organes de défense et j'ai réalisé que les médecins n'ont pas toujours raison! A partir de ce moment là, sa santé s'est renforcée, de même que ma confiance en moi. Je savais ce qui est le mieux pour mes enfants!

Ma deuxième fille est forte comme un bœuf et rarement malade. Quand elle était petite, elle avait parfois des fièvres pendant la nuit, guéries le lendemain. Elle avait quelques diarrhées mais ses rhumes et toux ne duraient qu'un jour ou deux. A quatre ans, elle tomba sur une incisive, un abcès se développa et le dentiste proposa d'enlever la dent en anesthésie générale. J'ai pensé que c'était inutile et j'ai cherché un autre dentiste qui a enlevé la dent sans problème ni narcose.

Les seuls souvenirs qu'elle en a sont une bouche engourdie et les jouets de la salle d'attente! A nouveau, j'ai pensé que les experts n'ont pas toujours raison!

Une autre décision difficile fut de savoir s'il fallait ou non baisser les fièvres avec des médicaments. Je pense maintenant que la fièvre est une partie importante de la réponse immunitaire. J'observe mes enfants de près et fais confiance dans les capacités de guérison de leur corps. Les recommandations officielles nous disent: «les agents antipyrétiques ne préviennent pas les convulsions fébriles et ne devraient pas en être le traitement spécifique». En 2011, l'Académie Américaine de Pédiatrie a publié des avertissements aux parents contre l'usage excessif de fébrifuges. «La fièvre n'est pas la maladie mais un mécanisme physiologique de lutte contre l'infection. Il n'existe pas de preuve que la fièvre en soi péjore le cours d'une maladie ni ne cause des complications neurologiques». Je pense cependant qu'il peut être parfois nécessaire de recourir à ces médicaments.

Si vous hésitez à vacciner, faites vos recherches personnelles, lisez les arguments pour et contre et parlez avec des professionnels de la santé, puis faites votre opinion, qui doit être prise en connaissance de cause. Ce temps de recherche est parfois solitaire si vous ne connaissez personne concerné comme vous. J'ai eu la chance d'avoir le soutien de ma mère et j'ai pris un abonnement à "The Informed Parent" dont les lettres mensuelles me donnent du courage. J'ai aussi commencé à m'intéresser davantage à la santé naturelle et au système immunitaire. Je vous recommande le livre de Ian Sinclair. J'ai découvert que les gens sont très apathiques sur ces sujets et j'ai cessé de parler autour de moi de vaccinations.

Je sentais que mes enfants étaient trop précieux pour «suivre le troupeau» et j'ai donc décidé de m'informer pour gagner connaissance et confiance afin de prendre les bonnes décisions. Je donne à mes enfants une nourriture saine avec quelques exceptions plaisantes, beaucoup d'air frais, de soleil, d'exercice et de repos.

Je ne crois pas à l'école à la maison ni à l'obsession de la perfection. J'essaye de donner à mes enfants une vie équilibrée dans tous les domaines afin qu'ils puissent fréquenter plusieurs types de personnes et expérimenter tout ce que la vie peut nous offrir. Je les encourage à vivre leurs rêves et à être heureux, et si des bonbons ou un gâteau vous rendent heureux de temps en temps, cela doit être bon pour vous!

Je suis irritée par l'indifférence de certains envers leurs enfants mais trouve aussi que trop vouloir les contrôler est du paternalisme. Personne n'est parfait mais nous cherchons tous à faire le mieux possible et à garder le cap malgré les difficultés. C'est important parfois de dire «pardon» et d'admettre que nous ne sommes pas parfaits!

Les gens qui m'ont le plus aidé à prendre une décision en connaissance de cause sont: Andrew Wakefield*, le premier qui m'a fait me poser des questions sur les vaccins; Magda Taylor, responsable de "The Informed Parent", pour ses informations encourageantes et Ian Sinclair pour ses merveilleux livres et ses connaissances sur la santé naturelle.

Merci aussi à ma mère pour son soutien fidèle et merci à mes trois précieuses filles qui m'ont inspirées à entreprendre ce magnifique voyage!

Tout ceci est mon histoire et mes opinions, basées sur mes recherches et mes réflexions. Faites vous aussi vos recherches avant de prendre une décision. La réponse aux questions de la vie est en vous-même. Il faut juste regarder, écouter et faire confiance.»

Mrs L Morey

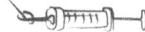

«Je ne suis pas contre les vaccins, mais je ne crois pas qu'il soit nécessaire d'en faire autant. Ils doivent rester à leur place, outils essentiels de la vie moderne. Mais il est vrai que les vaccins ne sont pas testés aussi sérieusement que les médicaments. Certains plus que d'autres peuvent être suivis de problèmes importants, cela est prouvé.

Quand ma femme a décidé d'avoir un bébé, nous avons pris du temps pour réfléchir. Nous savons que les parents de « couples mixtes » peuvent avoir des problèmes immunitaires, tout comme lorsque des parents vivent dans un pays dont ils ne sont pas originaires. Alexandra a une mère russe et un père anglais. Née sept semaines avant terme, elle pesait 1,9 kg à la naissance.

Nous ne voulions pas qu'elle ait à surmonter d'autre défi que de grandir. Elle a été intensément aimée, dorlotée, chouchoutée et elle va avoir quatre ans. Elle a eu de petites infections normales attrapées d'autres enfants. Une fois, elle a reçu des antibiotiques pour une angine. Etonnamment, elle mange peu de viande, peut-être un trait hérité de sa mère lorsqu'elle vivait en Russie.

Elle n'a ni éruption ni allergies. Elle est très avancée pour son âge, pleine de curiosité, agréable, très belle et aimée de tous. Elle mesure maintenant 1 mètre 03, ce qui est au dessus de la moyenne, et pèse environ 20 kg (juste la moyenne pour son âge). Pourquoi ferions-nous quoi que ce soit de dangereux pour elle? Après consultation médicale, nous avons décidé de lui donner quelques vaccins ne contenant qu'une valence, quand le temps sera venu, qu'elle sera libre d'infections, avec un système immunitaire de bon niveau. Elle va peut-être bientôt recevoir les vaccins contre la polio ou le tétanos…ou peut-être pas.»

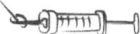

«J'ai trois enfants, une fille aînée et deux garçons. Lors de la naissance de ma fille, nous n'avions aucune idée qu'on pouvait choisir de ne pas vacciner et ne connaissions rien aux vaccins donnés habituellement aux bébés. Nous avons donc simplement suivi les conseils des professionnels de la santé, ce qui était apparemment le cas de tout le monde à ce moment là. Elle a reçu les vaccinations des bébés en trois doses. Cependant, lorsqu'il s'est agi du ROR, nous avions entendu parler de controverses et d'effets secondaires possibles, ce qui me poussa à faire quelques recherches qui restèrent superficielles. Mes conclusions nous poussèrent, mon mari et moi, à décider de protéger notre fille contre ces maladies soi-disant dangereuses par des vaccinations séparées, que mes beaux parents payèrent car nous n'avions pas d'argent. Et voici que, après deux injections, je découvris d'autres informations qui me poussèrent à chercher plus loin…j'ai acheté quelques livres et passé de longues heures sur Internet avec comme conséquence de renoncer à la troisième injection, celle de la rubéole et j'ai alors regretté de l'avoir vaccinée avant de me renseigner sur le sujet. Je l'avais allaitée jusqu'à sept mois et elle n'a mangé jusqu'à deux ans que des aliments biologiques et complètement naturels. Je scrutais chaque étiquette des emballages à la recherche d'ingrédients malsains, mais je ne l'avais jamais fait pour les vaccins! Cela m'a pris des années pour gérer la culpabilité de l'avoir vaccinée. Je le regrette, mais j'ai aussi réalisé qu'on fait toujours le mieux qu'on croit avec nos connaissances du moment et que je ne pouvais pas agir autrement alors.

Nos garçons n'ont reçu aucun vaccin et je n'ai aucune intention de permettre qu'une seringue les approche aussi longtemps que je peux m'y opposer. Ils ont six et quatre ans et sont en excellente santé. Le petit a malheureusement une tendance allergique héritée de son père, qui a terriblement souffert d'eczéma dans son enfance, puis a développé un asthme. Pour cela aussi je suis très heureuse de ne pas l'avoir vacciné.

A part ses allergies, il est celui qui est en meilleure santé des trois, rarement malade, avec quelques rhumes et un ou deux jours de fièvre une fois par année. Il en est de même pour son frère, mais pour ma fille, qui a maintenant neuf ans, les choses furent fort différentes. A huit mois, elle eut un gros rhume et devint un de ces gosses dont le nez coule tout le temps. Elle n'était pas souvent malade mais cela durait plus longtemps et c'était plus grave qu'avec ses frères. Elle a reçu une fois un antibiotique pour un impétigo, mais elle parait maintenant plus résistante, avec une ou deux maladies par année. Les garçons ne sont presque jamais malades, ils n'ont eu ni otite ni bronchite et jamais d'antibiotiques.

Depuis que j'ai décidé de ne plus vacciner, j'utilise l'homéopathie, premier remède dans notre famille pour tous nos maux légers ou plus sévères. J'ai récemment guéri par homéopathie une très vilaine infection du genou de mon fils ainé après une chute. L'infirmière qui l'avait vue ne pouvait croire que cette profonde éraflure infectée avait guéri sans antibiotiques. Je suis donc heureuse d'avoir évité à mes enfants la protection douteuse des vaccins. Je crois en la force du système de défense naturel quand il est bien nourri et je vais continuer sur cette voie. Mes enfants mangent sainement, de manière variée et équilibrée avec beaucoup de fruits et de légumes. Avec l'homéopathie, la médecine par les plantes, des suppléments alimentaires et des huiles essentielles en aromathérapie, nous construisons une santé magnifique pour toute la famille, loin des produits chimiques toxiques qui amènent des maladies plus tard dans la vie. Merci de continuer ce beau travail qui encourage les familles d'enfants non vaccinés à partager leurs expériences.»

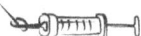

«Je suis docteur en chiropraxie, père de deux enfants de deux ans et neuf mois en mars 2012. Bien que chiropraticien, j'ai reçu une bonne éducation et ne suis pas du tout hostile à la médecine. Mon père est médecin généraliste. Après des recherches approfondies («The Truth About Vaccines» de Richard Halvorsen étant un des livres importants pour moi) et après avoir interrogé notre intuition, nous avons décidé de ne pas vacciner nos garçons, malgré les efforts de notre médecin de famille qui tenta de nous influencer et de nous avertir des dangers de ne pas vacciner. Je peux dire maintenant à quel point nous sommes heureux de notre décision.

Nos fils sont heureux et en pleine santé Ce sont des enfants normaux, dans la joie de vivre le quotidien et pleins d'énergie et d'enthousiasme. Ils n'ont jamais été malades sauf de petits rhumes vite guéris et n'ont jamais reçu d'antibiotiques ni de médicaments. Ils sont différents des enfants de leur âge et je me sens très triste en écoutant nos amis parler de leurs enfants si souvent malades et courant chez leur médecin, pour recevoir bien souvent des antibiotiques ou d'autres médicaments. Les nôtres ont la peau et les yeux clairs et resplendissent de santé et de bien-être. Je crois que mon fils de deux ans est très avancé pour son âge pour le langage, la communication et l'apprentissage, ce qui a été confirmé par un de mes parents spécialiste en problèmes de langage. Bien sur que l'alimentation et l'éducation jouent un grand rôle dans le bien-être de nos garçons. Ils mangent des produits sains non raffinés et je suis certain qu'en ne les vaccinant pas, nous leur avons donné le meilleur départ possible pour toute leur vie.»

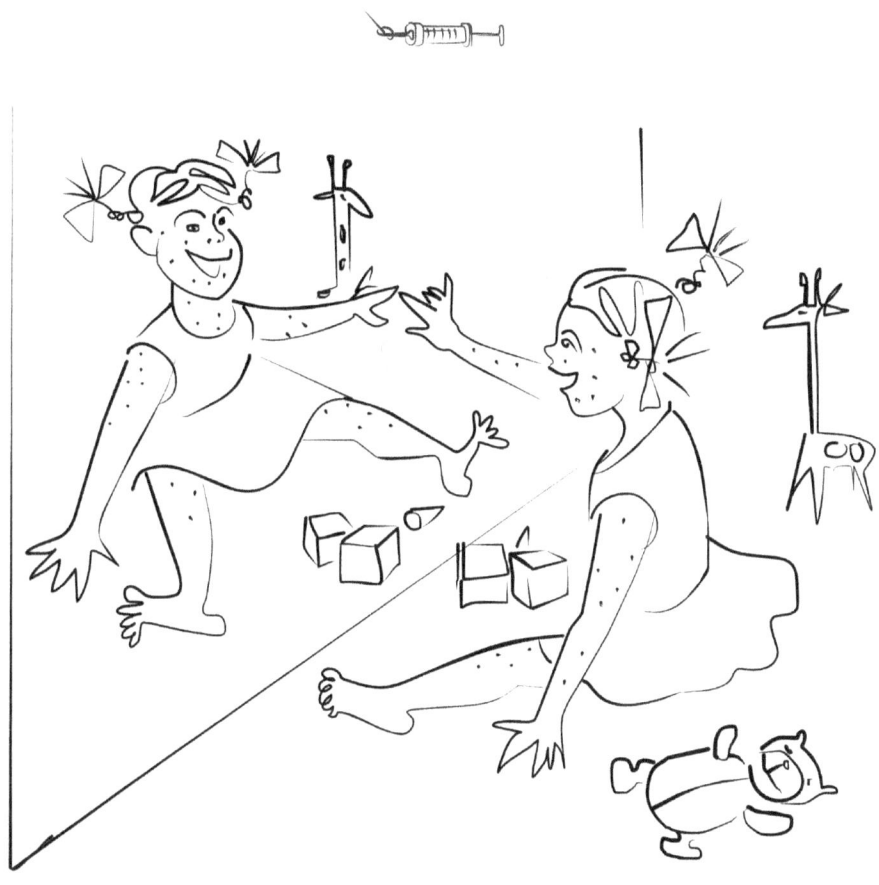

«Je suis la maman de cinq enfants non vaccinés qui ont 16, 14, 12, 9 et 5 ans. Mon premier enfant a été nourri au biberon car j'avais eu une épisiotomie qui m'empêchait de marcher et de m'asseoir à la suite de laquelle une infection s'est étendue et m'a presque tuée. J'étais très malade pendant les trois semaines après l'accouchement et mon lait s'est tari. Ainsi, bien qu'ayant eu une naissance par les voies naturelles, avec une mère qui savait qu'elle ne la vaccinerait pas, qu'elle la nourrirait de manière saine et utiliserait l'homéopathie, mon pauvre bébé fut nourri au biberon. J'étais désespérée, mais en fait elle était en excellente forme malgré tout cela et n'a eu aucun problème jusqu'à une gastro-entérite vers six mois (je pense due au biberon). Elle n'avait JAMAIS été malade avant; j'ai paniqué et me suis précipitée à l'hôpital où le médecin, souriant, me demanda si c'était par hasard mon premier enfant...

A quinze mois, elle a eu la rougeole après avoir rencontré un enfant qui venait de recevoir le ROR. Elle a commencé sa rougeole deux semaines après, juste le temps habituel d'incubation de cette maladie. Elle a vite guéri grâce à de l'homéopathie et à des enveloppements tièdes.

Plus tard, elle a eu une otite à deux ans et une autre à trois ans. Je pense que c'est le manque de lait maternel qui les a causées, car j'ai allaité les quatre enfants suivants et aucun n'a fait d'otite, ce qui est rare dans une famille : quatorze ans sans otite ! Et ce n'est pas héréditaire car j'ai eu beaucoup d'otites quand j'étais petite et j'ai eu toute ma vie des oreilles fragiles.

A quatre ans, elle a eu la varicelle (nous ne faisons pas ce vaccin en Grande-Bretagne) sans fièvre ni problème sauf des démangeaisons. Ses sœurs l'ont eue en même temps, très facilement aussi. Je me souviens que moi, vaccinée, j'avais de la fièvre et des nausées avec la varicelle.

Mon ainée a seize ans et va très bien, à part des rhumes et une fracture (seule occasion où elle a reçu des antidouleurs allopathiques). Elle se plaint parfois de maux de tête mais n'est pratiquement jamais malade; elle a un excellent système de défense immunitaire.

Mon deuxième enfant avait le cordon autour du cou lors de sa naissance, qui était hospitalière et désastreuse. Les premières minutes de vie, elle ne pleurait pas et était grise. Ensuite, elle tétait mal, mes mamelons saignaient et nous avons du stopper l'allaitement à dix semaines. Elle était peu tonique, répondait peu aux stimuli et présentait un retard de développement. Il fallut douze ans avant que soit posé le diagnostic de syndrome d'Asperger (que je pense dû à son manque d'oxygène à la naissance.) Grace à un chiropraticien, nous avons amélioré sa coordination et son équilibre et réussi à ce qu'elle soit propre pour l'urine et les selles. Elle a fait la coqueluche à dix semaines (à l'arrêt de l'allaitement) et guéri par l'homéopathie mais cela a duré trois mois. Elle n'a eu aucun autre problème de santé ni d'allergie. Elle fonctionne maintenant normalement pour son âge (quatorze ans) et certains de ses symptômes d'Asperger ont disparu. Elle travaille bénévolement dans une garderie et veut faire des études de nurse.

Les deux enfants suivants n'ont aucune histoire médicale à signaler.

Mon cadet, le seul garçon, est né à la maison et a été allaité jusqu'à quatre ans. Il a eu un eczéma du visage qui a disparu à l'arrêt des produits laitiers. Agé de cinq ans maintenant, il n'a jamais été malade.

Mon mari et moi avons beaucoup plus de problèmes de santé que nos enfants non vaccinés.»

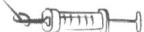

Australie

«Mon père était pharmacien dans les années 1950. Après six ans de ce métier, il comprit que tous les médicaments qu'il vendait faisaient plus de mal que de bien aux gens. Il laissa donc sa pharmacie en Nouvelle Zélande et partit aux Etats-Unis pour devenir chiropraticien.

Sa vie changea alors du tout au tout, de même que ses opinions sur la santé. Il perdit son esprit matérialiste et devint « vitaliste ».

Mes frères et sœurs et moi sommes nés entre 1959 et 1964 et mes parents (ma mère était infirmière) ne nous ont donné ni vaccins, ni antibiotiques ni anti douleurs. Mon père pensait que la lutte des petits enfants contre les petites infections les prépare à lutter plus tard contre des infections plus graves ou des douleurs. Il est intéressant de noter que je possède des anticorps contre beaucoup de maladies sans les avoir jamais eues (en particulier la rubéole et la malaria).

J'ai 52 ans cette année et n'ai jamais reçu aucun vaccin, antibiotique, anti douleur ni aucun médicament avec ou sans ordonnance médicale. Mon poids est parfait, je suis pleine d'énergie, j'aime la vie et n'ai aucun problème. J'ai vécu des deuils, mais mon état physique et mental m'a permis de les traverser calmement: sur une période de douze mois j'ai perdu ma mère, ma sœur, ma grand-mère, ma belle-mère et une amie. Elles me manquent mais ma vie continue.

Mes enfants ont 22, 20 et 18 ans. Ils n'ont jamais été vaccinés ni mis sous antibiotiques ou autre médicament avec ou sans ordonnance médicale. Ils sont l'image de la santé et du bien-être, sans allergies, troubles du comportement, autisme, asthme ni aucun autre problème physique ou mental. Mes deux filles supportent leurs menstruations comme un simple hoquet. Je remercie mon père pour ses décisions de nous avoir gardés loin de la médecine.

Je suis une nutritionniste dont la philosophie est de ne manger que de la vraie nourriture. Fruits, légumes et viande biologiques, volaille, poisson, céréales, légumineuses, noix, graines, beurre et produits laitiers crus de bonne qualité. Nous ne consommons aucun aliment industriel. Je fais tout moi-même à la cuisine et je sais que mes débuts dans la vie, mon style de vie en plein air et une alimentation saine ont tous contribué à la belle santé de ma famille.

Mon héritage pour mes enfants: qu'ils comprennent cette philosophie et qu'à leur tour ils élèvent ainsi leurs enfants.»

Cyndi O'Meara, Nutritioniste, auteure, speakerine et fondatrice de "Changing Habits" www.changinghabits.com.au

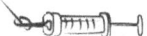

«Hello, je m'appelle Bonnie et je vis dans le Queensland en Australie.

Je dirai d'abord que j'ai vingt cinq ans et que je n'ai eu aucune vaccination depuis l'âge de quatre ans ; mon frère de vingt deux ans non plus, depuis l'âge de deux ans environ. Par bonheur, notre mère a choisi de s'informer alors et décidé de cesser les vaccinations pour nous. Nous sommes deux adultes en excellente santé et pendant notre enfance, nous étions rarement malades et jamais longtemps. Nous avons tous les deux fait la varicelle à six et quatre ans, puis à nouveau à treize et quinze ans et ce fut notre seule maladie infectieuse.

Mes deux filles de trois et un an ne sont pas vaccinées. Elles sont en très bonne santé, avec quelques rhumes (seulement depuis que l'ainée a commencé la garderie il y a huit mois). Je n'ai aucun doute que ma décision de ne pas les vacciner va les aider à garder leur excellente santé pendant toute leur enfance et jusqu'à l'âge adulte.»

«Je voudrais partager l'histoire de mes enfants qui ont grandi sans vaccins. Ils ont maintenant 24, 23 et 14 ans.

Mon premier fils avait fait une grosse réaction à son premier triple vaccin, avec une grosse fièvre et des hurlements. Lorsque j'en parlai au téléphone au médecin, j'ai senti la peur dans sa voix, ce qui me fit rechercher plus d'informations sur les vaccinations. Mon homéopathe m'y encourageait. Mes lectures m'ont vraiment effrayée et alertée sur les dangers de cette concoction chimique. Mon fils, après un traitement homéopathique, retrouva sa santé et sa personnalité joyeuse.

Mes deux autres enfants n'ont reçu aucun vaccin mais je les ai immunisés grâce à l'homéopathie.

Lorsque la coqueluche a rodé dans notre école, les seuls enfants malades avaient été vaccinés. Les autres parents avaient peur pour mes enfants non vaccinés…mais, ironie du sort, c'étaient eux les moins malades.

Ils n'ont jamais eu d'otites ni d'allergies et seulement quelques rhumes et sont en excellente santé. Je pense que le système de défense immunitaire doit être renforcé et je sais que l'homéopathie a été un bon choix comme notre première réaction à toute maladie s'approchant de nous.»

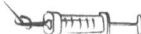

«Corey a toujours été un enfant calme et heureux. En cinq ans, il n'a été malade qu'une fois, une toux avec un rhume lorsque je lui ai donné un vaccin homéopathique contre la coqueluche. Il n'avait eu pourtant qu'une petite dose et c'est ce qui m'a décidé de cesser de le vacciner même homéopathiquement. C'était un bébé extrêmement facile. On le nourrissait, le changeait, jouait un moment avec lui puis le mettait au lit et il s'endormait tranquillement. Les baby sitters n'en revenaient pas!

J'avais vacciné mon premier fils complètement et mon deuxième jusqu'à six mois où une réaction sévère au vaccin m'avait fait interrompre les injections pour lui. Je crois fermement que ma décision de ne pas vacciner Corey, mon troisième fils, était la meilleure que je pouvais prendre. Il est l'enfant le plus heureux et en meilleure santé des trois. Son système immunitaire a pu se développer naturellement et combattre tous les microbes que ses frères lui ramenaient de chez les nourrices, le jardin d'enfants et l'école. Il est en excellente santé et solide, même s'il est né à la 35ème semaine. Les infirmières des prématurés me conseillèrent de ne pas le vacciner, ce qui me surprit car auparavant j'avais dû me battre pour mes droits de ne pas vacciner. Le vent avait apparemment tourné depuis le temps où j'avais cessé de vacciner mon deuxième fils.

Je n'ai aucun doute que la bonne santé de Corey est due au fait que rien n'a empêché le développement naturel de son système immunitaire. Des antibiotiques pendant la grossesse et les vaccinations avaient déséquilibré le système digestif de mon fils ainé, qui n'a retrouvé sa pleine santé qu'à l'âge de huit ans. Aucun aliment ne perturbe la santé de Corey. Sa constitution est robuste, ses capacités motrices parfaites et il est intelligent pour son âge. Si seulement je n'avais pas vacciné ses deux frères! Leur système de défense immunitaire fonctionnerait normalement, sans cette surcharge vaccinale de produits chimiques, de virus et de bactéries. Je n'ai aucun doute que mes enfants sont sensibles aux produits chimiques, aux agents préservatifs et aux additifs. Je le vois au niveau de leur santé et de leur comportement chaque fois qu'ils consomment trop de ces produits et je suis dans la gratitude aujourd'hui d'avoir pu préserver au moins un des trois de la surcharge vaccinale. Je me sens chaque jour coupable de ce que j'ai fait subir aux deux autres, surtout à l'aîné.

Corey a attrapé la varicelle de ses camarades de classe...vaccinés ! Elle a été légère mais suffisante pour l'immuniser. Il était juste inquiet de devoir aller chez le médecin, expérience nouvelle ! Mon deuxième fils qui n'avait pas eu le vaccin contre la varicelle l'a faite de manière très sévère et elle a duré deux fois plus longtemps que pour Corey. C'est celui qui avait eu cette forte réaction vaccinale à six mois; son système immunitaire a été fragile depuis ce jour. Cette varicelle a passé chez deux de mes neveux et nièces qui avaient reçu le vaccin. Je ne sais vraiment pas le pourquoi de ce vaccin. J'avais dû le payer pour mon fils ainé quand il avait dix huit mois (du temps où je n'avais aucune éducation sur le sujet). Il avait eu des boutons alors, et en a refait cette fois aussi – je ne sais pas s'il en aura encore, mais les deux autres devraient être immunisés.»

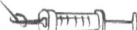

«Mon histoire est différente, car bien que ma fille de trois ans n'ait jamais été vaccinée, elle souffre de désordres du spectre autistique, qui je crois sont mineurs. Nous avons choisi un traitement qui n'est pas pratiqué dans la plupart des pays.

Je n'ai jamais été vaccinée et j'ai fait le même choix pour mes deux enfants. Mon fils de sept mois n'est pas autiste. Je peux en l'observant me rendre compte que ma fille avait des problèmes dès la naissance et probablement avant déjà. Elle a été conçue par FIV (fertilisation in vitro). Au moment du prélèvement de l'œuf, mon mari avait une forte fièvre et un urologue a proposé une procédure où le sperme ne serait pas affecté par la fièvre car développé en laboratoire (une injection de sperme intra-cytoplasmique). J'avais envie de crier: «Non!» mais l'équipe médicale m'a assuré que tout irait bien…et à vingt huit mois, elle a reçu le diagnostic de désordre du spectre autistique. Nous sommes très heureux de notre choix de ne pas la vacciner car nous pensons que cela aurait certainement aggravé sa condition.

Mon fils n'a pas été conçu ainsi et je le vois très différent de ma fille au même âge. Pour elle, nous avons choisi la thérapie à base de cellules souches. Je sais que dans l'autisme le cerveau est lésé et qu'il manque des cellules saines dans le cerveau et dans le corps. En choisissant la thérapie avec les cellules souches nous remplaçons activement ces cellules lésées ou manquantes. Après cinq mois de traitement seulement, nous avons déjà vu une énorme amélioration. Il y a encore beaucoup à faire, mais cela va vite. Le Dr Rader de Medra a eu des succès à 100% avec ce traitement et il existe des cas de guérison complète. Nous espérons donc le meilleur pour notre fille.

Jusqu'à l'âge de deux ans, elle disait quelques mots, puis s'est réveillée un matin et ne disait plus que dadadadada. Je n'ai jamais eu aussi peur de ma vie. Maintenant, elle retrouve son babillage de bébé et commence à dire quelques mots.

Avant mes grossesses, j'avais suivi un cours de Sheri Nakken sur Internet sur les dangers des vaccinations. Je connais donc bien les liens entre les vaccins et l'autisme. Nous avons tout refusé à l'hôpital pour nos deux enfants, pas de vitamine K ni de gouttes oculaires et, malgré qu'il soit né par une césarienne faite en urgence, mon fils a eu un délai avant qu'on coupe le cordon.

Je me sens très claire avec mon choix et nous n'utilisons que l'homéopathie. Je ne vais même pas aux visites de contrôle avec mon fils, et ma fille ne fait que quelques rhumes.

La suite après sept mois de traitement. Après six mois de traitement, ma fille a eu une nouvelle évaluation psychologique. Nous avions déménagé d'Australie à San Francisco. Il y a trois semaines, nous avons vu la différence: elle commençait à parler, disait des mots, demandait des choses et s'intéressait beaucoup aux enfants, à jouer, à explorer les alentours. Elle semblait extrêmement joyeuse, c'était un enfant tout différent, à nouveau celle qu'elle était vers 17 mois avant ses symptômes d'autisme. Les évaluations étaient bien meilleures, parlant de retard du développement à la limite du désordre du spectre autistique. Le psychologue nous demanda ce que nous avions fait pour obtenir une amélioration si rapide. A 28 mois elle tournait sur elle-même, regardait du coin de l'œil et n'avait pas souri depuis un an. Elle ne cherchait le contact ni avec son père ni personne, jouait avec ses selles, ne voulait aucun contact avec d'autres enfants et évitait les contacts oculaires. Nous ne pouvions sortir avec elle sans que cela cause des catastrophes. Dans la dernière évaluation, elle nous regardait droit et fermement dans les yeux, s'approchait des enfants pour jouer avec eux, ne sachant cependant pas encore bien comment. Elle n'a plus de signes bizarres d'autisme et elle est extrêmement joyeuse, souriante, riant et dansant. Le Dr Rader nous dit que les deux thérapies avec les cellules souches, à quatre mois d'intervalle, régénéreront les cellules cérébrales lésées. Elle ne cessera de s'améliorer en grandissant.»

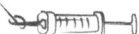

«Je dois remercier Dieu qui m'a mis en contact avec d'autres parents qui avaient décidé de ne pas vacciner. J'avais moi-même reçu tous les vaccins et n'avais jamais entendu parler d'effets secondaires graves. J'ai commencé mes recherches alors que je travaillais dans une école pour enfants en difficultés scolaires. Beaucoup des élèves souffraient de symptômes d'autisme, ce qui posait de gros problèmes dans les classes ordinaires et même dans notre petite école indépendante, à cause de leur sensibilité exacerbée et de leurs difficultés de socialisation. J'ai vite décidé que le moindre risque de développer ce type de handicap après un vaccin était trop grand pour que je vaccine l'enfant que j'attendais. J'ai amélioré mon alimentation et ma santé pendant la grossesse et j'ai allaité le plus longtemps possible (onze mois) mes deux fils. Dès qu'ils mangèrent de la nourriture solide j'ai acheté des produits sains et évité au maximum les additifs chimiques, le sucre, le gluten et la nourriture raffinée. Ils ont maintenant cinq et sept ans et n'ont jamais eu d'otites comme les amis de leur âge, dont plusieurs durent être opérés (diabolos dans les tympans). Dans toute leur vie, ils ont chacun vomi deux fois. Le grand a eu des antibiotiques pour une angine à streptocoques mais le petit jamais. Il a par contre fait du faux-croup que j'ai traité avec succès par l'homéopathie. Quand ils attrapent un rhume ou font une fièvre, ils sont plus vite guéris que les camarades qui les ont infectés. Ils sont intelligents, heureux et pleins d'énergie - à tel point que mon mari me taquine souvent: «tu devrais les nourrir moins sainement pour les calmer un peu!»

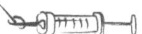

Nouvelle Zélande

«Nous avons trois enfants de 25, 22 et 19 ans: Saskia, Tamara et Olivier. Saskia n'a reçu que le premier vaccin à six semaines, après quoi ma voisine me donna des informations sur les vaccinations écrites par Hillary Butler, une néo-zélandaise. J'ai vite réalisé de quels effets secondaires mon bébé pouvait souffrir; après avoir beaucoup lu, en particulier le livre "A Shot in the Dark"*, je n'allais laisser aucun médecin injecter un quelconque vaccin chez aucun de mes enfants, sans que je sache ce qu'il contenait et comment ils pourraient réagir. J'ai aussi réalisé que c'était moi la responsable de leur santé et j'ai commencé à être attentive à leur alimentation, privilégiant la nourriture préparée à la maison et venant souvent de notre potager. Nous n'avons aucun médecin de famille depuis vingt cinq ans et voyons parfois un naturopathe. Tamara pleurait beaucoup vers quatre mois et a reçu alors un massage cranio-sacré. Une séance a suffi. Oliver l'a consulté à dix huit ans pour une suspicion de scorbut car il travaillait et mangeait au McDonald.

Nos enfants sont adultes maintenant et prennent leurs propres décisions, mais je suis contente de leur avoir enseigné que ce que vous mettez dans votre bouche a une influence sur votre santé. Ils ne sont pas parfaits mais savent tout de suite que faire quand ils ne se sentent pas bien. C'est vrai que la nourriture d'aujourd'hui n'est pas celle de ma jeunesse. Sa qualité nutritionnelle a beaucoup diminué à cause des méthodes agricoles et de ses impacts sur l'environnement (pesticides, pollution de l'eau et de l'air). Nous prenons quotidiennement des suppléments biologiques pour stimuler notre système de défense immunitaire. Deux des enfants vivent encore à la maison et je peux observer que si on néglige les suppléments, notre corps réagit immédiatement. Heureusement, nous savons tout de suite que faire.»

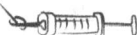

«Après de nombreuses recherches sur les pour et les contre des vaccins, nous avons décidé avant la naissance de notre premier bébé que les bénéfices de l'abstention vaccinale étaient plus grands que ceux des vaccins. Notre décision était irrévocable pour toute la famille.

L'histoire de notre fille est très simple. Elle a vingt mois et c'est un enfant merveilleux – avec bien sur des bons et des mauvais jours. Elle n'a eu aucune des maladies que les vaccins sont censé éviter et on ne peut imaginer une enfant en meilleure santé qu'elle. Son système défense immunitaire est parfait et de plus elle tête encore et mange de la nourriture saine. Elle n'a eu comme bébé ni coliques ni problèmes de peau, et plus tard aucun rhume important ni problèmes digestifs, ou alors très fugaces. La varicelle à quinze mois, avec très peu de fièvre et vite guérie. .

Il n'est pas possible de savoir si avec des vaccinations elle aurait été différente, mais je peux la comparer avec les enfants vaccinés de son âge. Moi même ai été vaccinée comme enfant et j'ai eu de l'eczéma, des croûtes de lait, de l'asthme et des maux d'oreille pendant toute ma vie, avec encore d'autres maladies et des symptômes graves. Tout cela n'a peut-être rien à voir avec les vaccinations, mais je ne crois pas les médecins qui m'ont dit que c'était familial, car ma fille n'a aucun de ces symptômes. De plus, elle a moins de rhumes que ses amis vaccinés et ils durent moins longtemps. Elle est plus présente qu'eux, son développement cognitif est plus avancé, elle est mieux coordonnée dans ses mouvements, en meilleure santé et plus à l'aise, sans allergies ni intolérances et sa peau et son aspect général sont plus sains.

Il est possible qu'il ne s'agisse que d'une coïncidence. Vous pouvez m'accuser de manquer d'objectivité (bien que tout le monde fasse les mêmes observations sur ma fille), mais de toutes manières, je ne me risquerais jamais à vacciner mes enfants, sur la base de mon expérience personnelle et avec ma fille.»

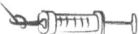

«Nous avons cessé de vacciner nos enfants après que notre deuxième fille ait commencé des apnées du sommeil, chaque fois plus importantes après chacun de ses trois premiers vaccins.

Notre troisième fille, Renata, a reçu à neuf ans le diagnostic de léger syndrome d'Asperger, déficit d'attention, anxiété et dyspraxie. Je sentais qu'elle était différente de mes autres bébés et, une fois le diagnostic posé après toutes ces années, j'ai pour la première fois de ma vie compris le comportement de mon père, qui est un Asperger classique, bien plus gravement atteint que ma fille. J'ai ensuite reconnu les symptômes chez plusieurs membres de ma famille qui n'ont pas reçu ce diagnostic.

Un de mes neveux a aussi de fortes tendances autistiques, c'est le plus touché dans la famille élargie (six enfants et quinze petits enfants). Il a eu de sévères réactions après ses premiers vaccins et a été hospitalisé pour «rougeole atypique» après son quatrième vaccin.

Je pense personnellement que les vaccinations ont aggravé son handicap. Il n'a pas de diagnostic, car ma sœur ne veut pas lui coller une étiquette et il fait l'école à la maison après des échecs scolaires. Je suis triste que ma sœur continue à vacciner aussi son petit frère.

Il est clair qu'il existe une tendance familiale à l'autisme et mon souci est que cette tendance puisse être aggravée par les vaccinations. Tous les enfants vaccinés ne deviennent pas autistes, mais ceux qui ont un terrain familial sensible risquent beaucoup plus. De même, les bébés ne font pas tous des apnées après vaccins. Il y a là aussi un problème familial, car ma sixième fille en a aussi eu - mais jamais aussi longues et autant que ma fille vaccinée n'en avait.

Je suis triste que Renata, influencée par la propagande entendue à l'Université (elle a vingt ans) ait décidé que nous n'aurions pas dû cesser de la vacciner et s'est fait vacciner. C'est son choix.

J'espère que sa sœur de dix huit ans (celle diagnostiquée Asperger) ne suivra pas ce chemin.»

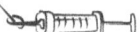

«Notre aîné complètement vacciné souffre de syndrome d'Asperger. Ses deux frères de quatre et six ans n'ont reçu aucun vaccin et ont aussi des signes mineurs d'Asperger, mais beaucoup moins graves que ce que vit leur grand frère qui souffre de douloureux problèmes de comportement. Je n'ai aucune preuve que les vaccinations aient aggravé chez lui ses prédispositions génétiques sous-jacentes, mais en observant ces trois garçons, la différence est extrêmement frappante et mon cœur de mère est plein de gratitude d'avoir reçu information et soutien d'amis lors de mes grossesses suivantes. Nous avons maintenant six enfants, les deux premiers vaccinés et le troisième ayant reçu une injection à six mois que mes hésitations m'avaient fait repousser et après laquelle, sentant que c'était une erreur, je me suis sentie TRES en confiance de ne plus jamais vacciner les trois enfants suivants.»

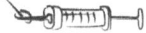

Norvège

«Cela me fait plaisir de raconter l'histoire de mon enfant non vacciné qui a presque huit ans. Il est en pleine santé, et ne connait ni les antibiotiques ni aucun autre médicament. Il a vu le médecin deux fois, pour une otite virale guérie en un jour et une laryngite aigue.

De un à six ans il a été scolarisé et n'a manqué en tout qu'une quinzaine de jours (des rhumes et la varicelle). Aucune absence scolaire ces deux dernières années.

Il n'a jamais de problème de peau ni de nez qui coule. Il n'a ni allergie ni intolérance alimentaire.»

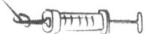

Islande

«Je suis maman de trois enfants. L'ainé (1999) est complètement vacciné, ma fille (2005) partiellement et le plus jeune (2010) n'a reçu aucun vaccin.

Je n'étais jamais tout à fait convaincue lors des vaccins de mes deux premiers. Je faisais «comme tout le monde» et n'avais à ce moment là aucun accès à une information crédible qui aurait pu m'encourager à ne pas vacciner.

Mes études d'homéopathie m'ont permis d'approcher autrement la santé et d'étudier les vaccinations et leurs conséquences possibles.

En observant mes enfants rétrospectivement, je pense que mon ainé a pu souffrir d'effets secondaires vaccinaux, car il a eu un retard de langage, un déficit d'attention, des problèmes digestifs, des intolérances alimentaires, de petites fièvres persistantes et souvent des migraines.

Ma fille partiellement vaccinée a eu des otites à répétition dans sa première année de vie, traitées avec succès par l'homéopathie et le fait de cesser les vaccinations.

La plus petite, libre de vaccins, jouit de la meilleure santé des trois; elle est très vivante, saine et heureuse, avec de petits rhumes passagers. Elle est souvent la seule de son groupe d'âge à passer entre les gouttes des grippes, infections intestinales ou vilains rhumes.

Je suis très heureuse de notre décision de ne pas vacciner et n'ai jamais douté que ce soit juste. Je regrette seulement de ne pas avoir pu faire mes recherches plus tôt, car ainsi mes trois enfants jouiraient d'une solide immunité naturelle.»

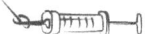

Pologne

«Ma fille vient d'avoir trois ans et n'a reçu aucun vaccin. Dès le début de sa vie, elle a été très active, très réactive et "délicate"- je veux dire par là qu'elle était difficile à calmer et à endormir. Mais elle a marché et parlé très tôt. Actuellement, nous pouvons avec elle parler de tout et parfois elle nous étonne par des phrases comme: «Si tu te dépêches, le temps va moins vite».

Elle a eu une naissance compliquée: douze heures de travail pour finir en césarienne, avec un petit poids (2 kg 800) et un Apgar* de six seulement. Mais elle n'a pas fait de jaunisse du nouveau-né et après 24 heures d'observation, quand on me l'a donnée, c'était un des bébés le plus en forme de l'hôpital. Pour moi, ceci est important. Nous venons de Pologne et les nouveaux nés ici reçoivent le premier jour deux vaccins : le BCG et l'hépatite B. Je suis sure qu'il existe un lien entre la très très longue jaunisse de beaucoup de bébés polonais et cette injection contre l'hépatite.

Elle a été nourrie entièrement au sein jusqu'à cinq mois puis partiellement jusqu'à dix sept mois où elle a commencé la garderie.

Ses seuls problèmes de santé sont (comme moi) une discrète allergie au lait et aux chats. Elle n'a jamais reçu d'antibiotiques et n'a eu aucune infection, sauf la varicelle qui fut terminée en six jours sans fièvre et avec peu de boutons. Il y a quelques semaines, elle a eu une petite fièvre un soir et un peu de diarrhée et était en pleine forme le lendemain. Par contre, nous avons soupçonné qu'elle nous avait fait cadeau d'un Rotavirus, car son père et moi avons été malades pendant toute une semaine!

A la saison des nez qui coule, elle a deux ou trois fois par an des rhumes passagers. En conclusion, je suis très heureuse d'avoir pris cette décision. Ma conscience me dit que c'était absolument juste.»

Hollande

«La seule chose qui m'inquiète un peu chez mes trois enfants non vaccinés est leur abus modéré d'alcool dans leur vie d'étudiants, qui j'espère va s'estomper dans une vie plus sérieuse.

Dans leur enfance, ils ont eu la rubéole, la scarlatine, la rougeole, la coqueluche, la varicelle deux fois et la fièvre de trois jours. Ils ont rarement manqué l'école pour une angine ou un rhume et n'ont jamais reçu d'antibiotiques, de fébrifuges ou autre médicament courant. Aucune hospitalisation, sauf pour une plaie. Ils ont tous voyagé en pays tropicaux (dans des régions exemptes de fièvre jaune) sans aucun vaccin. Ils avaient avec eux une trousse homéopathique de prévention et soins.

Mes filles ont trente cinq et vingt six ans et sont en excellente santé; mes fils de vingt quatre et vingt deux ans aussi, et ce sont des sportifs. Ils ont eu les oreillons il y a deux ans, l'un des deux avec une orchite unilatérale très douloureuse. Il a souffert mais n'a pas contesté notre décision de ne pas le vacciner. Ils étaient entourés d'étudiants vaccinés, malades aussi.

Je suis très contente de notre choix d'avoir laissé nos enfants se développer naturellement sans l'interférence des vaccinations. Nous utilisons dans notre famille les remèdes homéopathiques et anthroposophes. Pour leurs enfants, ils décideront eux-mêmes.»

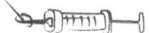

Allemagne

«Mes enfants et moi sommes tous non vaccinés. La sage-femme m'avait avertie qu'après la naissance hospitalière de mon bébé je serais confrontée à une série d'interventions médicales. Il était utile de m'informer avant de façon à prendre position et pouvoir rejeter ce qui ne nous paraissait pas nécessaire. Elle était en général critique par rapport à ces interventions, sauf pour les vaccinations où elle restait vague. Elle nous dit par exemple qu'elle recommandait aux gens de ne pas faire le quatrième vaccin ; mais qu'elle avait à ce propos été réprimandée par ses supérieurs. C'est pour cela qu'elle ne pouvait plus conseiller aux gens d'éviter ce vaccin. J'étais un peu confuse et lui ai demandé: «alors…oui ou non». Elle haussa les épaules. Quand je lui demandai quel était le problème, elle leva les yeux et me murmura qu'elle avait vu que 30% des vaccinés avaient développé une névrodermite.

J'ai essayé de faire des recherches. Sur Internet, je trouvai surtout des encouragements à vacciner jusqu'à ce que je tape «dangers». Le texte du Dr Buchwald* «Nous vivons dans un enfer et tout le monde observe» m'a ouvert les yeux. Et quand je regardais les gens de ma famille, je voyais bien que les enfants qui se portaient le mieux étaient les moins vaccinés. Quelle coïncidence…nous avons dans la famille trois exemples d'effets secondaires graves. Une de mes sœurs devint presque aveugle; j ai fait moi-même après une vaccination une maladie auto-immune des reins, et un cousin, après son ROR a présenté une régression de ses capacités verbales avec encore d'autres troubles. Et pourtant, ma sœur qui est infirmière continue à vacciner ses enfants.

En contraste, mes trois enfants sont la santé-même et se

développent librement loin des poisons. Il me serait difficile de vivre si je vaccinais sans savoir quel danger court mon enfant. J'ai informé ces membres de ma famille, mais leurs maris viennent de famille qui par tradition font confiance aux vaccinations. Ma sœur a réussi à repousser certains vaccins, mais le père de l'enfant est intervenu (ils sont du reste séparés).»

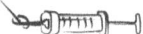

«Mon mari et moi sommes médecins tous les deux et avant la naissance de notre premier bébé nous n'avions jamais réellement étudié le sujet des vaccinations. Nous avions fait pour nous les vaccins recommandés, car tout le monde le fait, mais lorsque ma fille est arrivée, je me suis soudain souvenue de mauvaises expériences avec les vaccins quand j'étais enfant. J'avais envie de lui éviter cela et j'ai commencé à regarder plus en détail les bases et les preuves scientifiques de l'action des vaccins. Malheureusement, mes études de médecine ne m'aidèrent guère: j'y trouvais les mêmes informations que sur les notices explicatives des emballages. Dans un premier temps j'ai voulu juger quels vaccins étaient plus nécessaires que d'autres, pour en éviter une partie. Ma liste des vaccins nécessaires diminua et à la fin il n'en resta plus un seul !

J'ai à ce moment là réalisé que les vaccins et la propagande qui les accompagne ne vaut rien. Il n'est pas vrai qu'ils nous sauvent la vie, etc. etc. Et voici que maintenant nous avons trois enfants absolument non vaccinés. Ils sont nés à la maison, ont été longtemps au sein et ont poussé sans intervention médicale. Ils sont en bonne santé, en avance sur les autres enfants quant à leur développement et sont une joie pour nous. Malades, leur fièvre dure une nuit, il y a de quoi en être jaloux! Quand je regarde les autres familles, je vois que la bonne santé n'est pas un état normal.

Je suis aussi devenue sceptique au sujet de toutes les sortes de manières d'exercer la médecine. L'abstention vaccinale doit être accompagnée d'un style de vie sain et d'une alimentation saine. C'est ainsi que le corps se renforce et n'a besoin d'aucun produit palliatif, médicaments, vaccins ou globules homéopathiques. Il est important de choisir les bons aliments, même si ce n'est pas toujours facile.

Dans de bonnes conditions de vie, nous ne sommes pas victimes des maladies mais elles sont un processus normal de notre système de défense immunitaire. Depuis que je sais cela je n'ai plus peur des maladies. Ce qui m'intéresse est de savoir comment conserver notre santé de manière naturelle.»

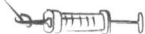

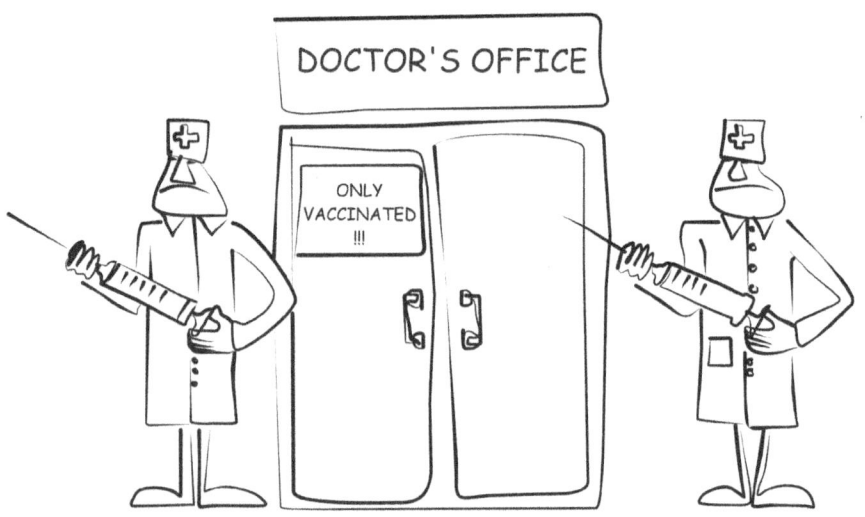

Emirats arabes unis

«J'ai un fils de cinq ans partiellement vacciné et une fille de trois ans non vaccinée. Déjà lors de ma première grossesse j'avais décidé de ne pas vacciner, mais mon pédiatre m'a fait peur, tout en se gaussant de mes idées. C'était une période très dure et je pense à tous les parents qui vivent ces moments. Si c'était maintenant, je changerais simplement de médecin, mais c'était mon premier bébé, si petit et sans défense, et j'ai fini par abandonner la lutte. Il a donc reçu Di Te Per Polio, en commençant à trois mois, puis deux autres doses assez éloignées dans le temps. Grâce à Dieu il n'a jamais fait de réaction et je pense qu'une des raisons pouvant l'expliquer est qu'il était nourri uniquement au lait maternel. Son système immunitaire avait eu le temps de se réveiller quelque peu avant les premières agressions vaccinales. Ce furent les seuls vaccins de sa vie.

J'ai continué mes recherches sur les vaccins, pris de l'assurance et peux maintenant en parler avec les professionnels de la santé. J'ai acquis beaucoup de livres et de films DVD que je prête à toutes mes amies enceintes. Avec mon deuxième bébé, j'ai aussi eu une naissance naturelle paisible (bien qu'à l'hôpital), un cordon coupé tardivement, aucun vaccin, pas de gouttes oculaires et pas de séparation mère-enfant. Je crois beaucoup au lien créé pendant la première heure de vie. J'ai eu la chance de trouver un autre pédiatre qui respecte mon choix de ne pas vacciner.

Ayant vécu les deux expédiences, il m'est facile de comparer la santé de mes deux enfants. Mon fils bébé avait davantage de rhumes et de toux et a dû prendre deux fois des antibiotiques. Je trouve cependant qu'il a un bon système de défense immunitaire et je pense qu'il a surmonté le mal que les vaccins ont pu lui faire. Je l'ai allaité jusqu'à presque deux ans et je suis nutritionniste, ce qui me permet d'affirmer que nous mangeons vraiment bien, tous les jours.

Ma fille adore les médecins mais ne les voit que pour des contrôles. Elle n'a eu qu'un rhume et elle est très saine et résiliente. Elle ne connaît ni sirop pour la toux, ni panadol ni antibiotiques. Grâce à Dieu.

La différence avec leurs camarades super vaccinés saute aux yeux. Mes enfants ne manquent pratiquement jamais l'école alors que presque tous les autres enfants ont des allergies, de l'asthme, des problèmes d'apprentissage et sont très souvent enrhumés.»

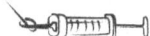

Indonésie

«Mon fils a treize mois et il est en excellente santé, sauf une seule fois un rhume qui a duré trois jours. Grâce à Dieu, je n'ai pas besoin du pédiatre.

Je vis à Jakarta, la capitale de l'Indonésie, où les vaccinations sont obligatoires pour les enfants. Mais je ne suis pas la seule à les refuser, beaucoup de parents font comme moi et, grâce à Dieu, tous leurs enfants sont en bonne santé et ne fréquentent pas les médecins.»

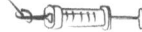

Inde

«J'ai deux filles non vaccinées. L'ainée, Kyra est née en 2008. Elle n'a jamais manqué un seul jour de garderie ou d'école pour des raisons de maladies. Quand elle a commencé la garderie à deux ans et neuf mois, les gens m'ont dit qu'elle allait être souvent malade par contagion venant des autres enfants mais rien n'est arrivé. Nous avons voyagé en voilier en famille pendant des mois, loin des médecins.

Depuis la naissance elle reçoit de l'homéopathie, mais elle a reçu après l'accouchement l'injection de vitamine K sans que nous le sachions…depuis l'âge de deux mois elle a une dermatite atopique assez bien contrôlée par l'homéopathie sauf un peu sur les bras. Aucun autre problème de santé sauf quelques rhumes et toux qui durent au maximum deux jours, ou une petite indigestion de quelques heures guérie par homéopathie. Elle a beaucoup plus d'énergie que ses camarades de son âge.

Sa petite sœur Inaya a presque six mois et aucun vaccin…elle est en excellente santé et le médecin ne la connaît pas.»

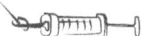

Annexe

Etude sur la santé des enfants non vaccinés

Le 29 décembre 2010, le site allemand www.impfschaden.info et son homologue anglais www.vaccineinjury.info ont commencé un sondage sur la santé des enfants non vaccinés. Grâce à des réseaux sociaux et avec l'aide de beaucoup de personnes qui ont soutenu le projet et placé le lien sur plusieurs sites, plus de 15 000 questionnaires ont été remplis à ce jour.

Les résultats ne sont pas une étude formelle mais plutôt une recherche personnelle présentée de façon informelle. Ils ont cependant été comparés avec les résultats de l'étude KIGGS, qui a comporté des interviews et un examen de 17,641 enfants de 0 à 17 ans entre mai 2003 et mai 2006. C'est l'institut Robert Koch qui avait lancé en Allemagne cette étude complète et représentative, où pour chaque enfant ont été consignées des mesures objectives de la santé physique et mentale, de même que les informations données par les parents sur la santé subjective, le comportement, l'utilisation des services de santé, le statut social et migratoire ainsi que les conditions de vie et d'environnement déterminants pour la santé. Bien que l'étude KIGGS et notre sondage ne soient pas comparables à 100%, ils montrent de très grandes différences de fréquence des maladies courantes entre les groupes vaccinés et non vaccinés. Vous trouverez dans l'annexe plus de détails sur notre étude.

La plupart des participants à ce sondage viennent des Etats-Unis, de Grande-Bretagne, du Canada et d'Australie. Le graphique ci-dessous montre leur fréquence dans les pays concernés.

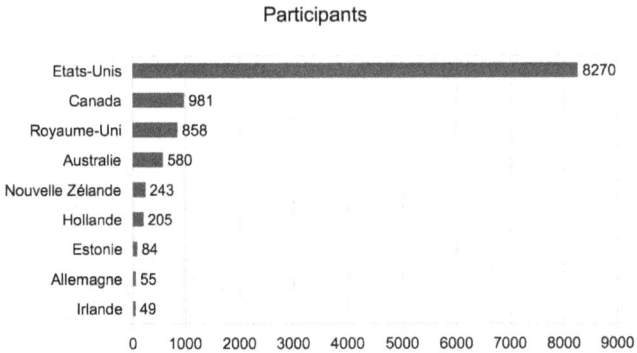

Participants

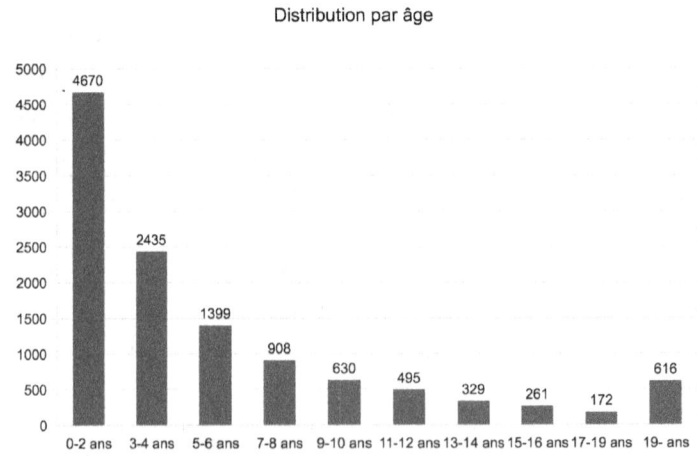

Sexe et distribution par âge

Il y a un peu plus de garçons que de filles, la plupart entre 0 et 2 ans, puis 3-4 ans et 5 et 6 ans.

Distribution par âge

Les traitements préférés

Les parents déclarent préférer la naturopathie et l'homéopathie, seuls 8% disent préférer la médecine conventionnelle. La colonne «autres» est surtout constituée de chiropraxie et suppléments alimentaires.

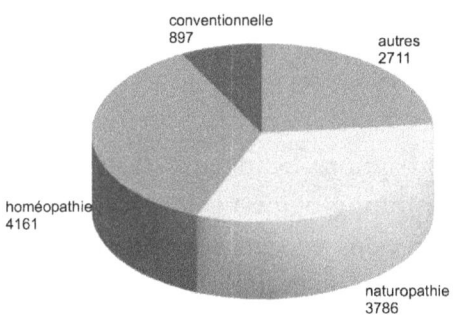

Les traitements préférés

Raisons de ne pas vacciner

Les raisons données de ne pas vacciner sont surtout le souci des parents quant aux constituants des vaccins et aussi leur inefficacité. Plus de 50% disent avoir peur des effets secondaires et 25% parlent d'un problème post vaccinal dans la famille ou chez des amis, ce qui les a décidés à cesser de vacciner.

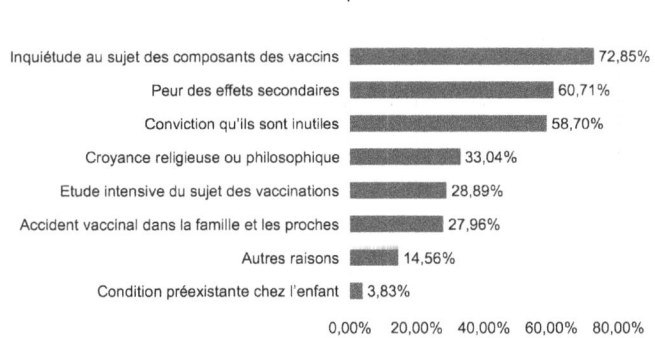

Autres raisons citées

«Inquiétude sur le manque d'études à long terme des effets des vaccins et des vaccins multiples.»

«En tant que spécialiste du langage en pédiatrie, j'ai vu beaucoup de cas d'enfants qui convulsaient dans les 36 à 72 heures après une vaccination de routine, avec une régression traumatique au niveau du cerveau, du langage et du développement global. Mon cœur me dit que c'est dû aux vaccins et je ne veux pas faire subir cela à mes enfants.»

«La certitude qu'on ignore beaucoup de choses sur la mise en place du système immunologique et sur son développement. Des inquiétudes sur l'effet des vaccins administrés à un très jeune âge sur ce système immunologique. L'ignorance actuelle sur les risques de vacciner les bébés.»

«Je veux qu'il se construise son immunité naturellement.»

«C'est trop et trop tôt pour son esprit et son corps en croissance. Je veux lui donner le temps de se développer plutôt que de bombarder son système.»

«Ne pas vacciner est mon choix et non celui du gouvernement. Les gens qui me disent qu'il ne pourra pas aller à l'école sont fous. Ils sont heureux dans leur ignorance. J'ai une bonne éducation et des diplômes et j'ai dû faire une recherche approfondie sur le pour et le contre des vaccins. Ce n'est pas une décision prise à la légère d'un jour à l'autre.»

«Manque d'études à long terme sur la sécurité, mensonges sur leur efficacité, leurs effets secondaires et la manière de les tester.»

«Je n'injecterai certes pas à mon enfant des substances dont on n'a pas prouvé le manque de dangers.»

«Il est nourri entièrement au sein et reçoit ainsi toute l'immunité possible. Beaucoup de ces maladies pour lesquelles on vaccine ne sont pas si graves. On nous le fait croire car les médecins et les pharmas y gagnent beaucoup d'argent.

Je crois plus au terrain qu'au germe. Si nous sommes en bonne santé les maladies seront reléguées dans le passé.»

«Il n'existe pas d'étude clinique comparant l'avenir et la santé des enfants vaccinés ou pas. Pourquoi, alors que ces tests sont faits pour les autres médicaments? Mes deux premiers enfants ont reçu quelques vaccins mais pas le troisième depuis que j'ai étudié la question de près. J'ai travaillé dans le passé dans l'industrie pharmaceutique et connais bien les critères et les conditions pour qu'un médicament soit approuvé. Je suis très triste que ces standards ne soient pas appliqués pour les vaccins.»

«Tous ces contrôles du gouvernement! Plus de lait cru? Des OGM! Des obligations vaccinales? Je me battrai jusqu'à la mort! Je suis un vrai américain, jouissant de libertés pour lesquelles je lutterai!»

«Mes idées sur l'éducation des enfants tiennent compte de l'évolution. J'ai plus confiance dans une évolution naturelle datant de millions d'années que dans une seule génération expérimentant une chose aussi complexe que le système immunologique de l'être humain.»

Les maladies des enfants non vaccinés

Les résultats de notre étude montrent que les enfants non vaccinés sont beaucoup moins touchés par les maladies habituelles des enfants vaccinés. Ci-dessous une comparaison entre notre étude d'une part et d'autre part l'étude KIGGS et d'autres.

Il semble que le statut vaccinal des parents joue un rôle important dans le développement de certaines maladies chez leurs enfants. Nous avons fait une étude des parents qui avaient signalé chez leurs enfants des maladies auto-immunes pour savoir quels vaccins ils avaient reçu dans l'enfance ou plus tard. Tous ces parents sans exception ont été vaccinés. Cette observation est probablement valable également pour d'autres maladies fréquentes comme l'asthme, l'autisme, la névrodermite, les allergies, rhume des foins, herpès etc. dans lesquelles le système immunologique et la génétique jouent un rôle important. Je pense qu'on peut soupçonner que ces maladies se péjorent à chaque génération recevant des vaccinations qui agressent progressivement les gênes et le système immunitaire de tous.

Vous trouverez sur le site «http://www.vaccineinjury.info/survey.html» plus de détails sur les groupes d'âge, le rôle de l'allaitement maternel et les différentes options thérapeutiques.

Maladies chez les enfants vaccinés et non vaccinés

	KIGGS et autres études	sondage enfants non vaccinés
diabète sucré****	0,20%	0,07%
autisme***	1,10%	0,44%
problème thyroïdien	1,70%	0,10%
migraines	2,50%	1,09%
épilepsie/convulsions	3,60%	0,33%
scoliose	5,30%	0,49%
maladie auto-immune**	7,00%	0,37%
hyperactivité	7,90%	2,04%
rhume des foins	10,70%	3,00%
otite moyenne	11,00%	1,91%
herpès	12,80%	0,27%
névrodermite	13,20%	7,00%
sinusite*	15,00%	0,75%
asthme/bronchite chronique	18,00%	2,32%
allergies	22,90%	10,60%

0,00% 10,00% 20,00% 30,00%

* http://thorax.bmj.com/content/55/suppl_2/S20.full.pdf

** National Institutes of Health

***Jon Baio, Prevalence of Autism Spectrum Disorders — Autism and Developmental Disabilities Monitoring Network, 14 Sites, United States, 2008, March 30, 2012 / 61(SS03);1-19

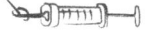

Petit Glossaire

Apgar Le score d'Apgar décrit par la Dr Virginia Apgar en 1952 consiste en une note globale attribuée à un nouveau-né suite à l'évaluation de cinq éléments spécifiques qui sont le rythme cardiaque, la respiration, le tonus, la couleur de la peau et les réflexes. Chacun des éléments est noté à 0, 1 ou 2 points. Le résultat total permet l'appréciation globale de l'état du bébé à la naissance. La majorité des bébés en bon état ont un Apgar de 9, car pour avoir 10, il faut éternuer!

Asperger Le syndrome d'Asperger, trouble du spectre autistique, se caractérise par des difficultés dans les interactions sociales, associées à des intérêts restreints et des comportements répétés. Le langage et le développement cognitif sont cependant relativement préservés par rapport aux autres manifestations du spectre autistique. Les limitations handicapantes, socialement en particulier, sont associées à une singularité qui se révèle parfois être une compétence exceptionnelle, en dessin ou calcul par exemple.

Dr Gerhardt Buchwald médecin allemand auteur de plusieurs livres sur les doutes et dangers dans le domaine des vaccins. Il est possible d'en trouver pour certains une traduction française.

Diabolos Petits tubes insérés chirurgicalement dans les tympans pour permettre le drainage vers l'extérieur des sécrétions causant les otites.

Fièvre et convulsions fébriles La fièvre tue les virus et stimule le système immunitaire. Le «bien-être» de l'enfant et la crainte des convulsions fébriles expliquent la mode des fébrifuges. C'est illogique, car l'enfant ne convulse que si la température monte trop vie pour qu'on ait le temps de la mesurer. De plus, ces convulsions, effrayantes sur le moment, n'ont aucune suite grave.

Fièvre de trois jours (c'est la roséole) cause la plus fréquente des convulsions fébriles et une des occasions où les enfants reçoivent le plus souvent des antibiotiques inutilement. Pas d'autres symptômes que la fièvre, et éruption fine le quatrième jour.

Granolas expression canadienne désignant les marginaux dans plusieurs domaines, dont l'alimentaire.

KIGGS Cette étude nous donne l'état de santé général de la population enfantine allemande. C'est le travail sur ces données fait par Angelika Kögel qui prouve la bonne santé des enfants non vaccinés.

Obligations vaccinales en pays francophones:

France: diphtérie, tétanos et polio (obligation BCG annulée depuis 2007)

Belgique: poliomyélite

Suisse: obligation diphtérie à Genève, loi non appliquée

Québec: aucune

Dr Robert Mendelssohn ses livres sont cités surtout par les parents américains. Françoise Berthoud a traduit en français en 1986 «Des enfants sains sans médecins» (éditions Soleil, épuisé)

«A Shot in the Dark» est un livre de Harris L. Coulter et Barbara Loe Fisher. Aucun de leurs ouvrages n'est traduit. Lina Moreco a repris ce titre (qui signifie: tirer au hasard, dans la nuit) pour la version anglaise de son film «Silence, on vaccine».

THADA Trouble Hyperactivité Avec Déficit Attention, diagnostic trop souvent posé chez des enfants trop vivants ou trop rêveurs qui malheureusement reçoivent alors des drogues psychiatriques, dont la ritaline. Ce diagnostic est rarement posé chez des enfants non vaccinés.

Dr Andrew Wakefield, est connu des parents de Grande-Bretagne, car la controverse à son sujet était bien présente dans les medias. L'évidence du lien qu'il a décrit entre les vaccins ROR et l'autisme régressif (autisme chez un enfant qui se développait normalement avant le vaccin) est toujours niée par les autorités médicales devant lesquelles il a perdu son procès, son travail de chercheur en gastro-entérologie pédiatrique au Royal Free Hospital de Londres et sa licence de médecin en Grande Bretagne.

Il travaille maintenant aux Etats Unis, où il a fondé un groupe de recherche "Strategic Autism Initiative". Son livre «Callous disregard» n'est pas traduit en français.

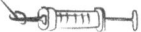

Appréciations d'amis francophones

Les vaccinations ne servent qu'à nous faire changer de maladie, des plus inoffensives aux plus graves. Nous sommes passés des maladies aiguës guérissables aux maladies chroniques incurables, des malades simples aux syndromes complexes de difficile diagnostic, des maladies bénignes et utiles de l'enfance à des maladies de dégénérescence et auto-immunes détruisant à petit feu les organismes désormais sujets à un vieillissement prématuré. Heureusement, le public ouvre les yeux et fait le constat que les enfants non vaccinés se portent beaucoup mieux que les enfants vaccinés et plusieurs études menées dans divers pays viennent le confirmer. Le livre d'Andréas BACHMAIR donne du baume au cœur car tous les témoignages qu'il a recueillis convergent vers cette évidence: nous n'avons pas besoin de vaccins pour vivre, notre corps a tout ce qu'il faut pour se défendre, si toutefois on le soutient intelligemment. Bravo à l'auteur pour avoir offert aux lecteurs un ensemble de récits réjouissants, bravo à la traductrice qui ajoute ainsi à son livre sur «La bonne santé des enfants non vaccinés» (Ed Jouvence) un supplément d'âme.

Françoise JOËT est agrégée de l'Université, Vice-présidente de l'association ALIS (Association Liberté Information Santé) et vice-présidente du EFVV (European Forum for Vaccine Vigilance). Elle est l'auteur de divers ouvrages sur les vaccinations dont «Tétanos, le mirage de la vaccination» (Réed ALIS, 2013). Elle est rédactrice en chef de la revue trimestrielle «Le Courrier d'ALIS».

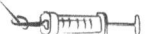

Des études statistiques de plus en plus nombreuses montrent que les enfants non vaccinés jouissent d'un meilleur état de santé que ceux qui ont été soumis à l'ensemble du programme standard de vaccination. Mais quelles sont les raisons qui incitent certains parents à ne pas laisser vacciner leurs enfants? Les témoignages réunis dans cet ouvrage donnent un éclairage assez surprenant sur leurs diverses motivations. Il intéressera les parents et les soignants qui se posent des questions à ce sujet.

Dr François Choffat, Médecin suisse, généraliste FMH
Auteur de "Vaccinations, le droit de choisir", Jouvence 2009.
Membre du Groupe Médical de Réflexion sur les Vaccins.

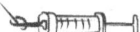

Dans le train de la vaccination c'était certainement trop beau, tout était parfait, grâce à elle nous devenions forcément beaux et surtout beaucoup plus beaux que ceux qui n'en voulaient pas. Mais voilà le train arrivé en gare, la réalité est tout autre, les maladies ne sont pas éliminées, la réalité des vaccinés est composée de jeunes gens malades, certains sont même estropiés et le groupe est de plus en plus loin de la belle réalité imaginée par la science. La plupart des gens est sous la menace directe des réalités déplorables des suites de la vaccination.

Un groupe d'enfants non vaccinés est analysé en Allemagne, nous permettant de comprendre que ce sont eux qui avaient raison, ils ne sont pas vaccinés, car dans leur pays c'est possible, et maintenant ce sont eux qui sont en bonne santé. Alors, dans nos pays, quand pourra-t-on faire les mêmes observations?

Jean-Marie MORA, France
Président de Ligue Nationale Pour la Liberté des Vaccinations.
Directeur de la revue "Réalités & Vaccinations".

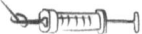

Appréciations d'amis anglophones
(traduction d'extraits)

Je suis très heureux d'avoir rencontré Andreas Bachmair "par accident" il y a quelques années car c'est un homme plein de bon sens et qui connaît à fond la biologie humaine. Je respecte son humilité et son courage. Lire son livre est un excellent investissement pour la bonne santé de votre famille entière.

James R. Bowman, MD, ND, DNHC, DCP, FAAIM, DiHom.
Médecin déçu par les résultats de l'allopathie, il n'utilise que la médecine alternative dans sa Clinique du Wisconsin www.getyourlifeback.org

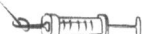

Dans ma pratique de médecine, j'ai décidé d'offrir une alternative homéopathique aux vaccins chargés de mercure, simplement pour obéir au Serment d'Hippocrate « D'abord, ne pas nuire ». Les médecins ne savent pas grand chose sur les méfaits du mercure et des autres adjuvants contenus dans les vaccins. Je pense que les germes ne peuvent attaquer que les organismes dont le terrain est affaibli physiquement ou psychologiquement, et que la théorie vaccinale de combattre les germes est erronée.

Merci à Andreas Bachmair pour ce magnifique ouvrage et bravo aux parents-héros qui refusent les vaccinations !

Carolyn Dean, auteure de 28 livres sur la santé, est médecin et naturopathe, aux premières lignes de la médecine naturelle depuis 1979 aux Etats-Unis www.nutritionalmagnesium.org. ,
www.drcarolyndean.com

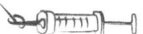

Les parents qui se posent des questions sur les vaccinations se demandent: «Pourquoi n'existe-t-il pas d'étude comparative entre les enfants non vaccinés et les vaccinés ?» Les médecins continuent à nier toute corrélation entre un vaccin et des problèmes de santé chez l'enfant, que ce soit un accident immédiat ou à plus long terme. Lorsqu'un enfant absolument normal reçoit à quinze mois le vaccin rougeole-oreillons-rubéole et qu'il est rapidement hospitalisé pour de gros problèmes digestifs et infectieux avec régression du comportement vers l'autisme, il y a pourtant de quoi se poser des questions! Ce livre basé sur l'observation et non sur des dogmes est très important. J'ai consacré ma vie à la lutte contre la pire épidémie de tous les temps : les maladies créées par les vaccins. J'observe que les rares enfants autistes non vaccinés de ma clientèle ont des parents vaccinés; le problème devient de plus en plus grave à chaque génération.

Dr Rebecca Carley, Expert de la Cour pour les maladies dues aux vaccins, Hickory, NC, USA
www.reversingvaccineinduceddiseases.com

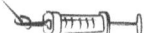

Mon père, mécontent de sa profession de pharmacien est devenu chiropraticien. Il pratique toujours à l'âge de 84 ans. Quand j'étais à l'école, en Australie dans les années 50, j'étais la seule à ne pas subir les vaccinations, sur ordre de mon père. Les autres m'enviaient, craignant les aiguilles! Mon père suivait les enseignements du proverbe chinois: «Ne suis pas l'opinion publique, prend tes décisions toi-même» C'est un homme plein de sagesse qui n'a jamais permis non plus que nous recevions un antibiotique.

Lors de ma première grossesse en 1988, j'ai refusé toute intervention médicale puis tous les vaccins pour mon enfant. Mon mari m'a laissé prendre ces décisions car j'avais lu beaucoup plus que lui sur ces sujets. Je parle à la radio et je suis une avocate spécialisée en questions de santé. Ce magnifique travail d'Andreas Bachmair a une immense importance pour la santé future de l'humanité. Merci à lui.

Cyndi O'Meara P.O. Box 104, Mooloolaba Q 4557,speakerine internationale, auteure de best sellers, présentatrice de radio et télévision. www.changinghabits.com.au

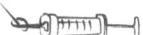

Quelques sites internet en français

www.initiativecitoyenne.be
www.emmanuelleseve.unblog.fr
www.infovaccins.fr
www.infovaccins.ch
www.alis-france.com
www.expovaccins.over-blog.com

Nouvelle publication de livres pour enfants

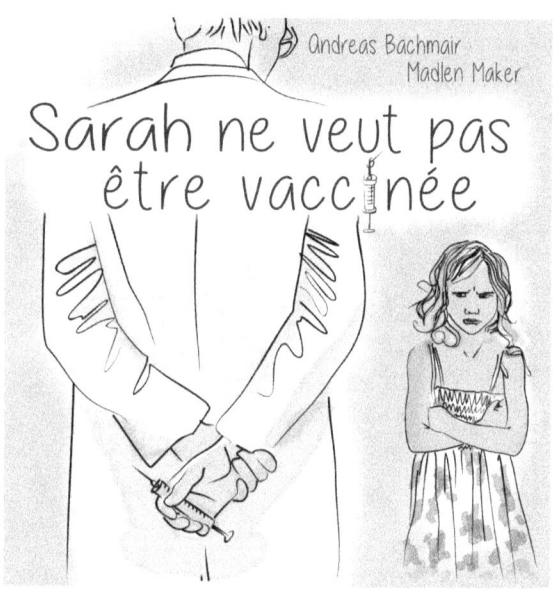

Sarah se réjouit beaucoup de son prochain camp scout. Mais il y a un problème : elle ne possède pas de carnet de vaccination et ne veut pas être vaccinée. Sera-t-elle acceptée ou devra-t-elle rester à la maison ?

Cet ouvrage est dédié à tous les enfants et leurs parents qui réfléchissent de façon critique au sujet des vaccinations et refusent de céder à la constante propagande vaccinale.

Les parents qui ont refusé de vacciner leurs enfants ont pris cette décision après mûre réflexion car ils sont convaincus que les vaccins font plus de mal que de bien. La décision de ne pas vacciner n'est souvent pas facile car on est très souvent critiqué et on a l'impression de nager à contre-courant.

Chers parents, j'espère que ce livre pourra vous aider, vous et vos enfants, à mieux comprendre le sujet controversé de la vaccination.